U0869032

中医经典文库

# 外治寿世方

清·邹存淦　著

刘小平　点校

姜典华　审阅

中国中医药出版社

·北　京·

**图书在版编目（CIP）数据**
外治寿世方 /（清）邹存淦著；刘小平点校．—北京：中国
中医药出版社，1992.12（2022.8重印）
（中医经典文库）
ISBN 978－7－80089－030－7

Ⅰ．外…　Ⅱ．①邹…②刘…　Ⅲ．外治方－汇编　Ⅳ．R289.6

中国版本图书馆 CIP 数据核字（2000）第 22032 号

**中国中医药出版社出版**
北京经济技术开发区科创十三街 31 号院二区 8 号楼
邮政编码　100176
传真　010－64405721
保定市西城胶印有限公司印刷
各地新华书店经销

开本 850×1168　1/32　印张 8.25　字数 146 千字
2009 年 2 月第 2 版　2022 年 8 月第 3 次印刷
书号　ISBN 978－7－80089－030－7

定价　29.00 元
网址　www.cptcm.com

**服务热线　010－64405510**
**购书热线　010－89535836**
**侵权打假　010－64405753**

**微信服务号　zgzyycbs**
**微商城网址　https://kdt.im/LIdUGr**
**官方微博　http://e.weibo.com/cptcm**
**天猫旗舰店网址　https://zgzyycbs.tmall.com**

如有印装质量问题请与本社出版部联系（010－64405510）

## 《中医经典文库》专家指导委员会



## 《中医经典文库》编委会

# 《中医经典文库》专家顾问委员会

# 前　言

中华医药源远流长，中医药理论博大精深，学说纷呈，流派林立，要想真正理解、弄懂、掌握和运用她，博览、熟读历代经典医籍，深入钻研，精思敏悟是必经之路。古往今来，凡是名医大家，无不是在熟读精研古籍名著，继承前人宝贵经验的基础上，厚积薄发、由博返约而成为一代宗师的。

故此，老一辈中医药专家都在各种场合呼吁“要加强经典学习”；“经典是基础，传承是关键”。国家有关行政部门也非常重视，在《国家中长期科学和技术发展规划纲要（2006～2020）》中就明确将“中医药传承与创新”确立为中医药领域的优先主题，国家中医药管理局启动了“优秀中医临床人才研修项目”，提出了“读经典，做临床”的口号。我们推出这套《中医经典文库》，也正是为了给广大中医学子阅读中医经典提供一套系统、精良、权威，经得起时代检验的范本，以倡导研读中医经典之风气，引领中医学子读经典、用经典，为提高中医理论和临床水平打牢根基。

本套丛书具有以下特点：①书目权威：丛书书目先由全国中医各学科的学科带头人、一流专家组成的专家指导委员会论证、筛选，然后经专家顾问委员会审核、确定，均为中医各学科学术性强、实用价值高，并被历代医家推崇的代表性著作，具有很强的权威性；②版本精善：在现存版本中精选其中的最善者作为底本，让读者读到最好的版本；③校勘严谨：聘请具有深厚中医药理论功底、熟谙中医古籍文献整理的专家、学者精勘细校，最大限度地还原古籍的真实面貌，确保点校的高质量。

在丛书出版之际，我们由衷地感谢邓铁涛、朱良春、李经纬、余瀛鳌等顾问委员会的著名老中医、老专家，他们不顾年迈，热情指点，让我们真切感受到老一辈中医药工作者对中医药事业的拳拳挚爱之心；我们还要感谢专家指导委员会的各位专家和直接参与点校整理的专家，他们不辞辛苦，兢兢业业，一丝不苟，让我们充分领略到中医专家的学者风范。这些都将激励我们更加努力，不断进取，为中医药事业的发展贡献出更多无愧于时代的好作品。

中国中医药出版社

2007 年 1 月

# 内 容 提 要

《外治寿世方》为清·邹存淦所著。分《外治寿世方初编》和《外治寿世方续编》两部分。初编按病种、人体部位以及妇、儿、急救、杂治分为六十二门，载方二千四百余首；续编则以膏丹立目，收外治膏丹约八十余种。所治诸症统括内、外、妇、儿等各类疾病，并兼及养生。

此次据清光绪三年杭州执勤堂刊本为底本，以《珍本医书集成》为主校本精校而成。可供中医临床、中西医结合工作者及广大的中医药爱好者参考。

# 点校说明

《外治寿世方》为清·邹存淦编著。邹存淦，字俪笙，生卒年不详，清监生，浙江海宁人。邹存淦并非医生，但他深感外治法的许多长处是内治法所不具备的。因此，他从前人医籍杂著中采辑外治方药，分门别类，辑为《外治寿世方初编》四卷、《外治寿世方续编》二卷。邹氏辑成后，曾请新安医家胡增彬（谦伯）加以审订。

《初编》按病种、人体部位以及妇、儿、急救、杂治分为六十二门，载方二千四百余首。《续编》则以膏丹立目，收外治膏丹约八十余种。两书所载外治法计有敷、熨、熏、浴、浸、灸、摩、吹、嗅、罨等。如热熨法，就有熨痛处、熨脐、熨腹、熨足心等。给药途径也较多样，如点眼角给药法，经鼻的塞鼻法、吹鼻法、滴鼻法等，经耳的有塞耳法、滴耳法等，经肛门的有肛门栓剂和灌肠法等，阴道给药有阴道栓剂和粉剂。不但如此，本书还载有断舌再植术，气管插管人工呼吸法（当然并非最早的记载），尿道插管导尿法等。这些资料，不仅有益于临床，而且对于研究中医学发展史也有着重要的学术价值。所载方法，简便易行，取材经济。所治诸症统括内、外、妇、儿、五官以及男科等各类疾病，其中多为棘手的难治之症。此外尚兼有摄生之道。如《初编》卷一哮喘门“治哮吼妙法”载：病发，先时用凤仙花根及叶煎汁，乘热蘸汁用力擦胸背，冷则随换，擦至极热为止。亦可用生姜擦之。再用白芥子、轻粉、白芷研末，蜂蜜调作饼，火上烤热，贴背心第三节骨上。又，治寒哮，用白果、麻黄研末塞鼻。卷二头门，治偏头痛用鲜萝卜捣烂，绞汁，加冰片少许调匀，滴入鼻孔。又，治风热牙痛法，用大黄烧存性，研末，晨起时擦牙漱口，并治一切牙痛，去口臭。除上述各科疾病之外，还有去雀斑、粉刺、皱纹及增白等多种面部美容法。对这些方法予以挖掘整理，并试用于临床，对于寻找发现新的有效药物，发扬外治法，广开中医综合疗法之门，提高疗效，均有现实意义。由于本书所辑录内容均未注明出处，所以若欲寻根究源，实为不易，是其不足。

《外治寿世方初编》初刊于清光绪三年（1877年）。民国期间由裘吉生收入《珍本医书集成》，于1936年铅字排印刊行。新中国成立后，只刊行过一次，即上海科技出版社于1986年影印裘吉生《珍本医书集成》本。而《外治寿世方续编》于清光绪三年（1877年）初刊之后，至今一百多年期间，再未刊行过。这样一部有较高实用价值的外治法方书淹没民间，没有发挥它应有的作用，实属缺憾。

《外治寿世方初编》初刊本中衍讹倒误者有之，裘吉生收入《珍本医书集成》时，未做订讹正误，且排印时又出现诸多错误。《外治寿世方续编》原系写刻本，其中也有不少须进行勘正注释的地方。因此，有必要对《外治寿世方》进行认真的整理，才能向临床工作者提供一本易读易懂、易于应用的外治法方书。

这次整理，以清光绪三年杭州执勤堂刊本为底本，以《珍本医书集成》本为主校本，进行校勘注释，具体处理方法如下：

一、本书初编、续编原为两部独立刊本，此次为方便读者，改为合订本，且各卷目录一并提前，列为总目录。

二、《外治寿世方初编》各卷前均有“海宁邹存淦俪笙辑，新安胡增彬谦伯校”，《外治寿世方续编》各卷前均有“海宁邹存淦俪笙辑”题款，今一并删去。

三、原底本中的“右方”、“右药”改为横排后，仍予保留。

四、药物剂量，原本有作“一、二、三、……”者，有作“壹、贰、叁、……”者，今一并改为“一、二、三、……”。

五、《外治寿世方初编》目录中有些病名下有小字方数，如卷一伤寒下有“计八十八方”小字，一并删去。

六、《外治寿世方续编》卷末附“符咒”门，内容荒诞，毫无可取。这次整理予以删除，但保留篇目。

七、凡所勘正处，必加注说明，以备查考。

点校者

# 目　录

# 外治寿世方初编

# 序[1]

医家论议，层出不穷。此是彼非，终无一定。要之，时有升降，地有南北，非可执一论也。昔刘守真、张子和辈，值金人强盛，民悍气刚，故多用宣泄之法。及其衰也，兵革之余，民劳志困，故张洁古、李明之辈，多加补益。至于宋季三医，大抵务守护元气而已。此元人葛恒斋之言，实发《内经》所未备，而有至理存焉。故医家立论，意在生新，泥古者往往偾事[2]。由此推之，古方岂能愈今人之疾哉。唯在医之者之审时度势，胸有卓见耳。然又不可以语今之医者。则唯外治之法，庶可以救服食之穷，其法治之而效，固无论矣。即或不效，究与服食者有间。钱塘吴先生师机所著《理瀹骈文》，专论外治，为医家别开生面。其文洋洋洒洒，八千余言，细密工整，固已无微不格。然中人以下，或有未知。淦不揣愚陋，师其意不尚其文，采辑各文，略

① 序　此字原无，今补。
② 偾事　偾，音奋。犹言败事。

分门类，名之曰《寿世初编》，刊以行世。所愿宏开寿域，各臻期颐，使世无不可外治之症，而见不必服药之功效。其所益不已多乎。

时光绪三年丁丑余月之吉海宁邹存淦俪笙氏自识

# 凡　　例

一是编所辑诸方，无一杜撰，皆从前人医书杂著中采录，因辗转引用非由原书，故概不注明出处。

一是编所采，皆系外治。凡是服食之方，理宜删节，然内中间有兼须饮灌者，亦未便顾此失彼，故略载一二。

一近人立方，每以人参为滋补要药，殊不知价重兼金。有力者，固视若恒品；无力之家，即参须、参叶，亦且难得。兼有以高丽参、党参代之者，第药品既殊，其用迥别，非唯无益，或恐有损。外治各方，亦间有用之者，今悉弃而不录。

一年高之人，阅历既多，性情自异，每遇疾痛，往往执不药中医之说，置之不理，使外治得行，费省而功多，定必首肯。为人子者，可不留意于此？

一小儿肠胃柔脆，攻伐之剂，本难轻投，及知识渐开，又皆畏于药味，十九未能下咽。外治除针灸外，要皆无所痛苦，故儿科诸方，选取稍冗。

一痘瘖为幼科切要，诸家多不经意，且有毒劣之方，用以施治，令其暗损真元，显促年寿者。产科又生死攸关，唯外治较为稳妥。有识者，自宜废彼从此。

一外治莫多于疮疡，是编虽注意内科，而所选无多，外科居十之六。后复删去其一二。其疔毒痈疽诸疮，无所附离者，不得不另为分类，其他皆附入各部，不复区分内外。

一通大邑、名医麇集之区，有疾延医服药甚便，即有良方，每每弃而不视。然亦有无力延医，与医之而或穷其术者，不妨以外治之法试之。适有效验，非唯省延医之费，抑且免伺候之烦，何乐如之。

一穷乡僻壤，医家鲜少，每遇疾病，常自隐忍，即或宣露于人，其症候或难辨识，服食之方，十必误九，不若外治之得效。宜家置一编，时时翻阅，是所望于印送之善士。

一古方所称㕮咀者，称毕细切也。方寸匕者，正方一寸，散子以不落为度。刀圭者，如梧桐子大。一撮者，四刀圭。一把者，二两。略述于此，以备用时斟酌。

一转辗传抄，不无承讹袭谬之病。予本不知医，未敢替改，故于录成之日，乞新安胡君谦伯校阅一过，显然知其误者改之，两通者并存之。其有未尽之处，尚望当世诸君子标出邮示，以便更正。

一是编限于刊资，搜辑无多。凡诸症候或有未备，倘行之有效，自当广为劝募，再以二编呈教。

# 卷一

## 伤　寒

点眼角法　粉甘草六分　顶上梅花冰片四分　共研极细末。凡病起一日至六日，用此药点眼角内，分男左女右，出汗即愈。如过七日，不论男女两眼并点，神效。

葱姜熨法　治伤寒胸膈不宽作痛，一切寒结、热结、食结、痰结、痞结、水结等症，并中气虚弱不堪攻击者，以此法熨之，则滞行邪散，其效如神。连须葱头一大把　老生姜两大块　生萝卜四五个如无，以萝卜子一合代之　三味共捣烂炒熟酒炒更妙，用布分作两包轮换，久久罨熨心胸胁下痛处，无不豁然自开，汗出而愈。如数次炒干，则烹之以酒，且不宜大热，恐炮烙难受。若大便秘结，宜兼熨脐腹。

葱熨法　寒中三阴，口噤失音，四肢强直，挛急疼痛，两手无脉，似乎中风者；或厥逆唇青，男子肾囊缩入，妇人乳头缩入；或男妇交合后气绝等症。俱用葱白一斤微捣炒热，分二包轮换熨肚脐下久久，俟暖气透入自愈。并以葱白三寸捣烂，酒煎灌之，阳气即回。此华佗救急方也。或用罐装热火，或装滚水，放炒热葱上熨之更妙。病重者，更以艾丸如豆大，烧气海穴脐下一寸五分、关元穴脐下三寸各七次，则脉渐现，手足渐温，可得生矣。

紫苏熨法　伤寒内伤，积食蓄血，小腹硬胀，大小便不通，不能言语，神思欲脱，两目直视，手足强直，证候危笃，难以下药者，用紫苏半斤煎浓汤，将大手巾折数层，蘸透热，绞略干，乘热摊病人肚上至脐以下，用手在巾上旋摩，冷则再换。如此数次，候暖气透入，其一切宿粪硬块积血自下，其效如神。如肛门秘结不通，须以蜜糖和猪胆熬炼成条，插入粪门，导之自通，但积粪须用药调理。

阮河南蒸法　薪火烧地，良久扫除去火，可以水小洒。取蚕沙，若桃叶、桑柏叶、诸禾糠及麦皮皆可，取用易得者。牛马粪亦可用，但臭耳。桃叶欲落时，可益收取干之。以此等物着火处，令厚二三寸，布席卧上温覆，用此发汗，汗皆出。若过热，当细审消息。大热者，可重席。汗出周身辄便止，当以温粉粉身，勿令遇风。

野芋头擦法　野芋头切片，摩擦背上第三骨节。如觉痛痒者，即非伤寒。若不知痛痒，即是。仍用野芋头片周身骨节用力擦匀，并用芋片炒热，煎浓汁服，二三次即愈。忌食荤并饭。

伤寒不能分阴阳，目定口呆，身热无汗，便秘，不省人事　用煮鸡蛋砌脐四旁，或用老油松节七两、胡椒照病人年纪每岁七粒煮蛋，乘热切顶壳三分，覆脐眼，面作团护住，冷易，视蛋黑为验，收尽阴气自愈。

又方 用煮鸡蛋去壳，乘热滚擦，亦能变阴为阳，名蛋熨法。用吴茱萸一升捣碎，酒拌湿，布袋二个分包，甑蒸透，多熨两足心，兼熨肚脐下，候气透手足暖为度。或加麦面、食盐、葱白等分同炒热熨亦可，冷则再换。

伤寒表未解，寒邪挟湿，身目发黄。湿盛于热，则黄色晦；热盛于湿，则黄色明。晦为阴，明为阳 用生姜汁和茵陈汁点眼。遍身黄者，并擦胸前四肢，周身汗解；或用煨姜绞汁，和香油点眼。 又，阴黄，用丁香和茵陈，擦如上法。 又，湿热发黄，昏沉不省，雄鸡破背，带毛血合胸。 又，治发黄，用赤小豆、瓜蒂、黄米同研末，吹鼻或绵裹塞鼻，各窍出黄水愈。但勿深入。

伤寒无汗 紫苏煎浓汤，熏头面及腿弯。 又，麻黄去节，同甘草研末，加冰片点两眼角，暖盖静卧，避风自汗。不汗，热汤催之。 又，胡椒、天麻、银朱、枣肉丸握掌心，或用胡椒、丁香、葱白捣涂两掌心，夹腿内侧，取汗，治阴寒症皆宜。 又，代赭石、干姜等分为末，热醋调涂两手心，合掌握定，夹于大腿内侧，温覆，汗出乃愈。

伤寒汗出不均，腹背手足搐搦 川乌 海蛤 炮山甲各一两 酒丸弹大，置足心，别劈葱白盖药帛缠，热水浸脚至膝，取汗。须避风。并治中风手足不随，及风湿脚气等症。

伤寒结胸停食　陈香糟六两　生姜　水菖蒲各四两　盐二两　共捣匀炒热为饼，贴胸前痛处，以火熨之，内响即去。如口渴，任其饮水吃茶，大便利下恶物即愈，名糟蒲饼。

伤寒发散未透，余毒积于经络。其症耳后红肿，头重体倦，名发颐。在腮曰穿腮，在地阁曰穿喉，皆痰热之毒也按：腮内酸痛者，曰痄腮。不酸痛者，乃是发颐。　天南星熬膏敷。轻者用靛花或鹿角磨涂，重者用皂角、南星、糯米末、姜汁敷。　又，赤豆、侧柏叶、鸡子清捣涂。又，丝瓜烧存性，鸡子清调敷。　又，醋调壁土敷。又，大黄、五倍子、白及等分研末，鸡子清调涂。

伤寒吐蛔　花椒、乌梅肉捣饼，擦胸口。

伤寒发狂，目不识人，或见鬼神　用癞虾蟆贴心上最妙。　又，谵语，熬盐熨。　又，狂走者，炭盆泼醋使闻，或用姜汁、鸡子清调朱砂、元明粉涂胸口。又，发狂，兼发斑疹，不发斑疹者亦效。斑重者多用癞虾蟆贴之，唯肝不宜多用。急用铜钱于脊背、两手弯、两乳旁、两腿弯刮出青紫色，随取癞虾蟆一只，目红，皮红，腹无八字纹者勿用。破开去肠肚等物，贴心坎上，取虾蟆肝煎水服之。并用煮熟鸡蛋去壳，于刮伤处乘热滚擦，随滚随换，其病顿减，有起死回生之功。滚过鸡蛋埋入土内，不可使鸡犬误食。此苗人秘方也。无癞虾蟆，用鸡亦可，不必食肝，然终不如虾蟆之妙。　又，先用纹银放脐上，再用燕子窝泥捣融，和鸡蛋，煎成一饼敷上，冷则随换，数次即愈。

伤寒感冒　生姜、葱白、核桃、细茶、黑豆煎汤，冲熏头面，名五虎茶，得汗解。　又，生姜捣烂，绵裹，擦天庭。并治中风痰结。又，令两人各持姜一团，擦两手足心、两臂弯、前胸、后背，得汗解。并治夏月霍乱，寒中三阴，吊脚痧等症。

伤寒误服补药，闭邪于内，虚不可表者　用大药店整包细辛中黄土煎盆汤，坐熏，得微汗自解。

伤寒衄血　井水磨黄芩、白及涂山根。　又，白及磨本人鼻血，涂山根。　又，纸浸白及水，贴眉心，或切白及片，贴眉心。　又，茶调决明贴胸，以清肺热。又，延胡索塞[①]耳，左衄塞右，右衄塞左。又，井泥搭囟门、颈后及脊上，均是血路。又，醋和黄土，涂肾囊。　又，黄酒浸足。衄久，用牛胶烫软，贴山根、发际。

伤寒吐血　醋调大黄掩脐。　又，白芷、黑山栀煎熨胸口，清胃热。治衄研末吹鼻内。　又，韭汁、童便磨郁金，绵蘸擦背。　又，蒜泥裹足，引热下行。并治衄血。

少阴误汗，热逼血出九窍，名下厥上竭　用凉水噀之。

---

① 塞　原作寒，据《珍本》改。

伤寒大病后，热毒攻目　煮蜂房洗之，日六七度。又，冷水渍青布掩目。

伤寒舌出　巴豆一粒研细去油，以纸卷纳鼻中，舌即收上。　又，顶上梅花冰片五厘，以牙色者为佳为末搽之即收。

伤寒腹痛　葱白炒覆脐上，砂壶盛热汤熨之。又，切葱白如碗粗一束，高寸许，放脐上，熨斗熨之，葱烂再易。先放胡椒末或麝香、丁香末于脐内再熨更炒。并治阴症。

中寒四肢厥冷，肚腹疼痛，并治阴症腹痛　吴茱萸一升酒拌湿，布包二个分包，饭甑蒸透热，更换，多熨两足心，兼熨肚脐下，候气透手足暖为度。或加麦麸、食盐、葱白等分同煎热，如前熨之，亦效。

阴症腹痛　剥热鸡皮贴。又，腹痛厥逆，用芥菜子末温水调贴脐上。

阴症伤寒　男女交合后，或外受风寒，或内食生冷等物，以致肚腹疼痛，男子肾囊内缩，妇女乳头内缩，或手足挛曲紫黑，甚则牙紧气绝，谓之阴症伤寒，又名夹色伤寒。急用砖烧红，隔布数层，在肚腹上熨之，或照前葱熨法治之；轻则用前蛋熨法治之。　又，纹银一块，锤扁烧红，如病人未绝气止，烧滚热放在脐上，再用鸡一只，连毛破开不去肠，包于银上，用布缚住，以手按紧，即愈。若人已死，揭鸡看视，如鸡青银黑，另换鸡银再包，即愈。如无银，只用鸡亦可。　又，胡椒四十九粒、连须葱头四十九个共捣成泥，加锅底煤即百草霜，取烧草者佳一撮，再捣匀，分二处布摊，一贴脐上，一贴龟头，用线捆住，少顷即愈。　又，胡椒四十九粒，飞矾、黄丹各一钱，共研细末，以好酒和为丸，男置左手心，女置右手心，正对阴眼合之，紧紧按定。少顷腹内燥热，不可摇动，即愈。妇女尤效。　又，胡椒一粒，捣碎，黄丹三分，火硝二分，男以左手心受药，用指研匀，即将药末封马口按住，女以右手受药，自按其阴。又，以布贴脐上，取滚水一壶熨之。　又，急使小儿溺小便于病人床前，令人用足男左女右将尿浸湿泥，推擦成团为饼，敷脐上，再用滚水一罐，在泥饼上熨之，甚效。以上两方非因阴症起者，无论男女亦治。　又，露蜂房三钱烧存性，和葱白五寸共研为丸，著手中，男左女右，握于阴口，静卧汗出即愈。又，名健阳丹亦名回春丹，胡椒、枯矾、火硝、黄丹各一钱，丁香五分，醋为团，握掌心，被盖取汗。忌饮茶水。一方无火硝，用四味填脐。此方并可用麻油熬黄丹收，临用掺川椒末贴。　又，持病人阴茎直上，扯至腹上尽头处，用艾炷灸七壮即效。又，用鸡蛋三枚，少水煮熟去壳，在滚水内尽煮，用银簪扦[①]在蛋空头，病人仰睡，将热蛋放于脐孔上，看此蛋一晕一晕自黑到顶，除之，换一蛋，照前合上，看其蛋黑止，其病即愈。重症三蛋必效。　又，芥菜子七钱，

---

① 扦　原作千，据《珍本》改。

干姜三钱，共为末，水调作一饼，贴脐上，手帕缚住，置盐其上，用火熨斗不离熨之，汗出为度。

伤寒后交接劳复，卵肿缩腹中，绞痛欲死 取交接妇人衣服以覆男子。

阴阳易病 伤寒初愈入房，男移病于女，名阳易；女移于男，名阴易。用桑木灰、牡蛎、胡椒、良姜、草乌、白芍、麝香共研末，男以女唾调涂肾上，女以男唾调涂乳上，得汗解。

伤寒便秘 见前紫苏熨法后。 又，削生姜如小指，长二寸，盐涂之纳下部中，立通。 又，猪胆和醋少许，灌谷道中。

伤寒小便不通 蜗牛一个 用冰片少许点入螺内，即化成水滴脐中，立解。又，皂角、半夏、麝香填脐内，外用田螺、葱白捣饼盖之。又，雄黄研细末，蜜和为丸，如枣核大，纳溺孔中，令入半寸。兼疗天行小便不利。又，捣生葱敷脐下横纹中，燥则易之。

伤寒热病，手足肿欲脱 生牛肉裹之，肿消痛止。又，酒煮苦参以渍之。 又，螺蛳入盐少许捣敷。又，苍耳草绞取汁渍之。 又，以稻穰灰汁渍之。又，猪膏和羊粪涂之。 又，菜子油敷。 又，马齿苋捣融敷。

伤寒遗毒，手足肿痛欲断 黄柏五斤 水三升煮渍之。

伤寒足痛即脱脚伤寒 樟木一段，打碎为末煎汤、远年尿桶砂一两，为末和陈小粉调敷在大热痛处，有夺命功。

## 感　　冒此偶为风寒所感，其症较轻于前之伤寒症，故另立感冒一门，或照前各方施治亦可

风寒作痛　橘子叶　老姜　葱头　不拘多少，和酒炒热，用布包裹于患处频频熨之，其病若失。

感寒无汗　水调芥子末填脐内，以热物隔衣熨之，取汗为妙。

发散寒邪　胡椒　丁香各七粒　碾细，以葱白捣膏，和涂两手心，合掌握定，夹于大腿侧，温覆取汗，即愈。

伤风感寒，头目不清　川芎　藿香　延胡索　丹皮各二钱　雄黄　白芷　皂角各四钱　朱砂一钱　研细末，吹鼻。

重伤风　鹅不食草一名移星草研末吹鼻，涕泪出，即清爽。冬月可代痧药。

风寒发汗　苍术　羌活　明矾　生姜汁丸，握手心，夹腿间，侧卧暖盖取汗，不汗，热汤催之。

暴寒中人，伏于少阴经，旬日始发为咽痛者，俗名肾伤寒　用半夏、桂枝、甘草，姜汁调涂颈上及脐内，再用附子片贴足心。

暴寒袭入肌肤，触之若无皮者　川椒烧酒煎，布蘸熨之。

暴寒身如水冷　用蜡熔化摊旧绢上绸布均可，随患大小贴之，并裹两手足心，冷则随换，甚效。或用土熨法。

身受风寒，心腹疼痛，饮食少进，大便闭塞，小便短涩，上下关格不通，浑身绷紧，甚至手足僵硬，不省人事，凉热难分　用陈干土砖捣成粗末，约二斤许，以锅炒大温热，用青布包好，以半揉熨胸腹腰背等处，冷则另换一半，周流揉熨，约半时久，自觉胸腹气流通而愈。或再用皂角少许，吹鼻取嚏，则气随通畅。

## 中　风瘫痪、诸风二门当参看

中风不语　以苦酒煮芥子，薄颈一周，以衣包之，一周时乃解，即瘥。或用醋煮白芥子敷颈。并治舌本缩。又，令人以溺浇其面，即醒。　又，用龟尿点少许于舌下，即出声。亦治中风舌强。　又，黄芪、防风各数两，煎水一大盆，放床前，使热气熏之，时时不断，熏至一日即语，神效。

中风闭症　先通关。南星　薄荷　半夏　皂角　细辛　共研末，嗃鼻，有嚏可治，无则肺绝，不治。小儿惊风亦用此试。

中风昏迷不省　牙皂荚去皮弦，二两　生明矾一两　二味同入水中煮化，取出晒干为末，北细辛去叶土，净五钱共研细末，用少许吹入鼻中即醒。　又，生姜嚼碎，不拘多少，向患者面上天庭等处频擦。 又，以生姜汁滴男左女右眼内角，即醒。

中风口噤 乌梅肉、生南星、冰片擦牙。或用姜蘸南星、冰片擦牙，其噤自开，名开关散。此即《鑑本》治小儿口噤神方也。如口不开，筋绝不治。 又，白盐梅揩齿即能开，并不伤齿。

中风发热 大戟 苦参各三两 白酢浆煎洗。

中风逆冷 南星 川乌 二味同黄蜡融化，摊手足心。并治惊悸。

中风偏枯，表邪固结者 麻黄 白芥子 研，酒调糊半身，留出窍不敷，纸盖，得汗即去之。

中风舌本强难转，语不正，属痰涎壅塞者 茯苓一两 蝎梢十四个 研，酒调擦舌。

中风口㖞斜 桂心略研三四钱，酒煮取汁，旧布蘸搨患处，正则止。左㖞搨右，右㖞搨左，常用自效。又，皂角末、陈米醋调涂口上，左㖞涂右，右㖞涂左，干即易之，数次可愈。

中风口眼㖞斜 蓖麻子取净肉一两 冰片三分 寒天加干姜末二钱 生黑附子末二钱 共捣为膏，㖞左涂右，㖞右涂左，今日涂明日正。俟正即宜洗去，否，恐又偏于彼。 又，活鳝鱼一条捣烂，左斜敷右，右斜敷左，嘴正即将鳝鱼并血洗净，免口又扯斜一边。屡试皆验。又，生瓜蒌绞汁，和大麦面炙熟，熨心头，一正便止，勿令过分。又，生鹿肉同生椒捣贴，正即去之。 又，石灰一合醋炒调如泥，于不患处涂之，立便牵正。并治风痹、瘾疹，于疹上涂之，随手即灭。 又，白附子、蝎梢、羌活、川芎、乌头、藿香各五钱，荆芥穗、防风、天麻、僵蚕、炙甘草各一两，薄荷三两，炼蜜为丸，茶或酒调涂㖞处，名牵正散。退风散热甚妙。风而挟寒，痰气窒闭者，可擦胸背。

中风手足麻痒 羌活煎汤洗。

中风手足不仁。有湿痰死血者 川乌 草乌各六两 胆南星四两 乳香 没药末，各三两 干地黄一两 陈酒调敷痛处。或用姜、葱、韭各一斤，白芥子、萝卜子各二两，油熬，黄丹、石灰收，调前药敷。

## 瘫 痪

中风瘫痪，手足不举 穿山甲左瘫用右甲，右瘫用左甲 大川乌头 红海蛤如棋子大 各二两为末，每用五钱，捣葱白汁，和成厚饼，径寸半，随左右贴脚心，缚定，密室安坐，以脚浸滚水盆中，待身麻汗出，急去药，宜谨避风，自然手足可举。半月再行一次，除根。忌口并女色一年。并治风湿脚气。

熏药法 治左瘫右痪，半身不遂，手足腰肢疼痛，并酒风脚痛等症。真降香 真千年健生草乌 闹羊花各一钱 生川乌三钱 真麝香要当门子，三分 陈艾六钱 钻地风五分 百草霜即锅底烟，二钱 共研细末，摊纸上，卷成筒，用面糊紧，外用乌金纸包好扎紧，以火点燃，熏患处。熏时用绵袱隔住，渐熏渐痛，痛则风湿易出，越痛越好，务宜忍住。熏半时后暂歇，用手在患处四围揉捻。如有一处捻之不甚痛者，即于此处再熏，风湿即从此而出，熏完此药一料即愈。愈后戒食鱼腥生冷等物一月。体虚者功稍缓。

二妙汤熏洗法　治一切风湿瘫痪，筋骨疼痛，无不神效。生甘草　威灵仙各一斤　水一石，将药煎五六滚，入大缸内，用板凳坐其中，周围用布围住，乘热熏之，待温，浑身洗透，务使汗出，谨避风寒，即愈。

年久瘫痪　用槐枝、柳枝、椿枝、楮枝、茄枝、白艾各一斤，煎水三大桶，夏日用大盆浸洗，水冷添热，洗后覆被取汗，忌见风三七日。如未全愈，再洗则愈，神效。

风瘫　用蓖仁，桃、柳、桑、槐、椿枝，加茄根煎汤洗，效。一方用椿、楮、柳、槐四枝，经冬白艾、茄根各一斤，用长流水煎汤洗。

风瘫，腰腿手足疼痛，不能卧起　老杨树虫蛀粪干菊花连枝叶梗　桑木柴　先将房内地扫净五尺，宽二尺，取上三物铺匀，加火烧之，以地热为度，扫去灰烬，乘热喷黄酒于地，用干稻草铺上，又喷酒于草，再用稻草盖之，将病人脱尽衣裤，卧于草上，以被盖暖，俟出透汗缓缓去被，穿衣裤，入密室，避风数日，行走如旧。

## 诸　风

风痛　木瓜　麻黄　海风藤　豨莶草　白茄根　当归　防风　秦艽等味　酒煎擦患处。　又，用木瓜酒擦。　又，用风仙、紫苏、陈皮、姜、葱五味，香油煎擦。　又，苍术、苍耳子、海风藤、黄鱼骨、团鱼煎汤，去鱼，洗。

风毒攻注骨节痛　蓖麻子净肉，研，一两　乳香研，一钱五分　生川乌去皮五钱　三味同猪油研成膏，烘热涂患处，以手心摩之，觉热如火，效。

痛风止疼　飞罗面一两　牛皮胶三钱　姜汁五钱　葱汁五钱　共融和成膏，以皮纸摊贴患处，立刻止痛，甚验。

历节四肢疼痛　用醋磨硫黄敷之。　又，用葱白杵烂炒热，熨之。

寒湿痹痛，麻木不仁　川乌　草乌　荜茇　甘松　山柰各五钱　右为末，炒热，布包熨痛处，神效。

风痹及一切关节、皮肤受风湿为患　大颗晚蚕砂二升炒热，布包两个，轮换熨之。

神仙外应膏　治筋骨疼痛，手足拘挛。川乌一斤为细末，隔年陈醋入砂锅内，慢火熬如酱色，敷患处。如病有一年者，敷后一日发痒，痒时令人将手拍之，以不痒为度，先用升麻、皮硝、生姜煎汤洗之，然后上药，不可见风。

一切手足风痛及酒脚风、漏肩风、湿气作痛神效方　用葱、蒜、生姜各取自然汁一碗，醋一小碗，共熬浓，入飞面二两、牛胶四两，熬成膏，用青布摊贴患处，或加凤仙花汁一盏。

诸风痛痒、癥瘕、疮痍、折伤效方　前胡　白芷　细辛　官桂　白术　川芎各三两　附子泡　吴茱萸泡　当归　川椒各一两　苶酒拌匀，以炼猪油熬膏摩。

走注痛　芫花　桑皮　川椒　桂心　柳蛀屑　麦麸　醋炒熨之。　又，小芥子末和鸡子清涂之。　又，姜、葱、盐、麦麸、酒、醋炒熨，并摊席上卧。　又，炭灰、蚓粪、红花和醋炒熨。　又，芫花、黑豆、生姜醋拌炒熨。　又，治走气痛，酽醋拌麸，炒热，袋盛熨之。

腰脚湿风作痛，不能履地　松毛烧灰，布包，乘热熨之。　又，黄荆根四五月间生于野地，药店少有，须向生药店采取生者入坛中烧，熏两足心及痛处，汗出即愈。

治麻风　大黄　芒硝　桑皮　日煎洗，效。有虫加鸽粪。　又，长松古松下之根也熬水一缸，将全身坐浸，数次自愈。

麻风头秃　羊屎烧灰油涂。

麻风，眉毛脱落作痒者　雄黄　硫黄各五钱　黄鸡子壳内白皮烧存性，五钱　穿山甲炮，十片　滑石末一两　油核桃半斤　捣猪胆汁调，绢包擦。

麻风眼努 白丁香 贝母 研极细末点。

麻风，面生紫块疙瘩 山甲烧存性 川椒炒，各二两 研末，捣生姜、大黄汁调擦。

麻风，大烂遍身者 杜仲 蛇床子 明矾 寒水石 硫黄各二两 朴硝五钱 研末，猪油涂。

鹅掌风 香樟木打碎煎汤，每日早晚温洗三次，洗半年，愈。 又，青盐、防风、地骨皮、槐皮各等分，煎水屡洗，至妙。 又，鸽屎白、雄鸡屎共炒研，煎水，日日洗之。又，青松毛瓦上焙，烟起熏之。

鹅掌风癣 蕲艾和侧柏叶煎汤，乘热熏洗，一月愈。 又，豆腐泔水洗手，一月即愈。

云头白癜 茄子花擦之，瘥。 又，以花红涂之，永不再发。

白癜风 青核桃皮一个 硫黄一枣子大 研匀，日日掺之，取效。 又，矾石研、硫黄研等分，酢和敷之。

赤白癜风 生姜频擦之。

紫云风 鳝血涂之。

紫癜风即汗斑 硫黄 轻粉 密陀僧 斑蝥制存性 樟脑各等分 共研极细末，俟出汗时，用老姜蘸擦患处，两三日洗去，即除根。 又，密陀僧为末、黄瓜蒂擦之亦效。

白虎风 水牛肉脯一两，炙 伏龙肝 燕窠土 飞面各二两 砒黄一钱 水丸，摩痛处。砒黄即生砒。

疬疡风 茵陈蒿两握 水一斗五升，煮七升，先以皂角汤洗，后以此汤洗，如冷更作。隔日一洗，不然恐痛。

鸡爪风　线鸡屎　花椒　枯矾　煎，冷洗。

鬼箭风　堆花烧酒搽患处，用手拍，见青色即愈。又，野苎麻、川南星同捣敷。　又，以桃叶、乱发为团，擦之。　又，山栀子、桃枝、飞面为饼，贴患处，熨斗熨之。

鹤膝风　商陆草取叶，入盐少许，捣敷患处，自愈。又，甘菊花、陈艾叶作护膝常带之，可免风湿病。

## 瘾　疹

风痹瘾疹　蛇床子二升　防风三两　生蒺藜二斤　三味切，以水一斗煮取五升，渍绵拭之，日四五度。又，白术三两，戎盐五钱，黄连、黄芩、川芎、细辛、莽草、茵芋各一两，矾石五钱，右九味切，以水一斗煮取三升洗之，日三度。又，取枳实以醋渍令湿，火炙令热，适寒温用，熨上即消。

瘾疹百疔不瘥　景天亦名慎火草，一斤捣绞取汁，涂上热炙，手摩之再三，即瘥。

瘾疹简便方　石灰和酱水涂之，瘥。　又，芒硝水涂之。

## 痰 疾

急救中痰　此症似乎中风，唯见口眼斜闭，喉内有声。用细辛末吹入鼻内，得嚏即苏。切不可用姜灌之，不救。亦不可使闻姜气。　又，以小便对口射之。

痰厥死　巴豆捣烂，绵纸包，压取板油作燃，烧烟熏鼻中片刻，吐出痰血，即愈。　又，生半夏末如豆大，吹两鼻中。

中痰厥　生附子、蒜头醋煮，捣成饼贴涌泉穴即足心。若口渴，不可便饮茶。中寒、中风俱可贴。

积痰　顶大葱白头二三十个　略捣入锅内炒热，俟微温涂于胸坎，不久积痰自出。

痰塞　皂角一斤　生甘草一两　党参五钱　百草霜三钱　陈酒熬膏，临用加姜汁调涂颈，名黑龙膏。

痰热　延胡索煅，二钱　牙皂十四枚　青黛六分　麝香一分　清水为锭，名青金锭。兼治中风、惊风、乳蛾等症。临用水磨滴鼻。凡痰热皆可磨涂心口。

化痰　巴豆一粒　研成粉，帛包，每日嗅数次。

痰火　牛黄　朱砂各一分　冰片五厘　麝香三厘　将虾蟆取胆，和前四味为末碾细，将舌尖刺破点药，其痰即时下行，妙。

诸痫　鸭舌胆矾煅存性，为末，每发时用一钱，以笔管吹入鼻内，涎出即愈。

## 黄　　疸附黄肿、黑疸

黄疸　身黄如金，或兼肿胀呕吐，或眼目亦黄。急用薄草纸以笔管卷如爆竹样，将一头以纸封紧，用黄蜡以铜器熔化将纸筒四围浇匀，不可使蜡入筒内。令病人仰卧，将蜡筒罩肚脐上以封过一头向下，再用灰面作团，护住筒根，勿令倒下，勿令泄气。筒头上点火，烧至筒根面圈处，取出另换一筒再烧，看脐中有黄水如鸡蛋黄者，取出。轻者烧七八筒，重者数十筒，日烧二次，总以取尽黄水为度。有患此者，身如金色，遍身肿胀，饮食入口即吐，百药不效，照此治三日全愈，真仙方也。按：此症有阴黄、阳黄之分，此治阴黄最妙。　又，苦丁香为细末，嗃鼻内，一时，鼻出黄水，水尽即止。三日后再嗃一次，全愈。嗃时分男左女右，并治黑疸。　又，青背鲫鱼一尾全用，加砂仁一两，洋糖一撮，捣烂入蚌壳内，覆脐上一夜，见效。　又，雄鲫鱼一尾，去头骨，只用背上肉两块，胡椒每岁一粒，至十粒止，研细，麝香三分，右二味同捣烂，麝香另加，不必同舂，恐黏染碓上，将蛤蜊壳填满，合病人脐上，用绢缚紧，一日夜即愈。　又，鲜虎掌草即天南星叶捣烂，放茶钟内，平口扣在脐上一寸许，汗巾缚住，越一昼夜解下，腹上自起一大泡，用银针从下面刺破，渐渐流出黄水，水尽自愈。如无鲜草，以干者为末，水调，照前法治之。

黄疸肿满　苦葫芦瓤如大枣许，以童便二合浸一时，取酸枣大二块，纳两鼻中，深吸气，待黄水出，良。

黄疸阴黄及身面浮肿　甜瓜蒂　丁香　赤小豆各七枚　为末，吹豆许入鼻，少时黄水流出，隔日一用，瘥止。

热病发黄　甜瓜蒂为末，以大豆许嗃入鼻中，轻则半日，重则一日，流出黄水，隔一日再吹，乃愈。

湿热发黄或因失饥过饱，或因素有湿热，汗出浴身而成者　生姜时时周身擦之，其黄自退。或加茵陈蒿尤妙。

遍身黄肿　握新鲜百条根一名野天门冬洗捣敷脐上，再以糯米饭半升，拌水酒半合，揉软盖药上，用帛包住，一二日后，口内作酒气，则水从小便出，肿自消。黄疸眼黄不肿，黄肿色带白，眼如故，湿热未甚，多虫与食积所致。又，烧酒调白芥子末二钱摊贴小腹上，起泡为度。忌吃糖、盐。

黑疸　明矾　滑石　大麦芽各等分　研敷。

## 劳　伤

治一切虚劳咳嗽，吐血，烧热等症。但脉息有神，无不应效　箭头砂一两　明雄黄五钱　共研细末，绵纸包固，选未曾行经十二三岁童女，身体壮实无病者，将药贴放童女脐内，用布捆紧，过一周时取下，称药，比前多重一二钱者更妙，即刻捆于病人脐上。先备人乳十余碗，俟病者口干发燥，饮之渴止。然后解去脐上之药，其病自去。再用枇杷膏见《验方新编》调养一月，百无一失。不可服别药，以免误事。

太乙真人熏脐法　通治劳伤失血，及阴虚、遗精、白浊、阳痿、精神倦怠、痰火，妇人赤白带、子宫冷诸症。麝香　龙骨　虎骨　蛇骨　附子　木香　丁香　乳香　没药　雄黄　朱砂　五灵脂　夜明砂　胡椒　小茴香　青盐　两头尖各等分　以麝香填脐眼，荞麦圈脐外，填药盖槐皮，艾灸之，汗出病已。慎风寒，戒油腻、生冷、酒色等。如畏灸者，可加艾和药袋铺腹上，熨斗熨之，逼药气入肚，但令温暖即止，亦有效。

济众熏脐法　川乌　没药　乳香　雄鼠屎　续断各二钱　麝香一分　食饱后灸如前法。勿令痛，反泄真气。每年中秋行一次，隔两日一灸，灸至脐内作声，大便下涎物为止。只服米汤，食白粥，黄酒助力。

治痨病人未全虚者，水灸法　白鸽粪　净灵脂　白芥末各五钱　生甘草末二钱　加大蒜五钱同捣，入醋化麝香一分，摊脊上，皮纸盖，一炷香，七日一灸。或用白凤仙、猪脊筋同药末摊贴背脊。　又，白鸽粪三五合炒焦布包，从尾闾起擦，上至大椎，又从大椎起擦，下至尾闾，如此数十遍，日夜数十次，虫尽死。先用湿纸搭背梁，看一点先干处是虫所在，须竭力擦之。

验痨虫法　用乳香烧烟熏病人手背，男左女右，以绸帕盖手掌心，良久，有毛从掌中出。白者能治，红者难治，黑者不治。无毛者即无痨虫。

灸痨虫法　用湿纸条贴背脊上，先干者即痨虫处，以墨点记，用老蒜切片贴上，以艾一团放蒜片上烧之，多烧为妙。无蒜用姜亦可。先备火盆、铁钳，如虫出即用钳夹入火盆内，或远送野外，埋于土内，恐飞入人口鼻内，须谨防之。

治痨虫法　凤仙根蘸潮脑擦背，或加姜桂同捣擦。又，雄精、朱砂、硫黄去沙泥，各一钱，麝香一分，各研极细末，磁罐收藏，以顶好烧酒和匀，用独头大蒜去蒂蘸药，从尾闾脊背徐徐逐节擦上。如有肿处，或极痛之处，即系痨虫所在，须于肿痛处多擦数次，其虫自灭。不拘新久，一切痨病皆能除根。如病重者，须择天医吉日，总以午时擦之为妙，端午日更佳。忌戊日、巳日、除日。此药能开背后三重关窍，即虚怯疰夏之人，于端午擦之，亦能神清气爽，经络流通，大有裨益。此方传自海外，屡试神效。　又，八月朔日早，收百草头上露水，点膏肓穴在背上第四节骨左右两旁各三寸，最为神验。

传尸痨　熬商陆根，囊盛熨。或佩麝香、安息香，再用甘松、元参、炭屑加白蜜和丸，常烧可以辟虫，免传染。

## 诸　血凡鼻舌诸衄，皆分载各本门，须参看

吐血不止　好酒四斤炖滚，浸两足，即止。　又，

用藕汁或鸡子清磨墨，涂胸口。韭菜汁亦可，磨肝血尤宜。

一切失血眩晕　生地塞耳鼻。

九窍出血　新汲水洗足，即止。　又，小蓟、百草霜、香附、蒲黄炒擦牙，并掺出血处。　又，石榴花揉塞之，效。用叶亦止。

口鼻出血不止　用陈年尿壶火上烘热，向鼻熏之，立止如神。亦治耳鼻流血不止。

毛孔出血不止　猪瘦肉一厚片，贴之即止。猪皮亦可。　又，草纸烧灰，候冷敷之，亦可。

肌衄　朱砂　寒水石　麝香　研细末扑。　又，煮酒坛纸，揉碎如杨花，摊之立止。

瘀血在胸，不能饮食　炙肉令香，置口边，引出窴[1]瘀，而上胸自开，名骗通法。

## 诸　汗

自汗常出者为自汗　郁金研末，临卧时蜜调涂两乳上，即止。或用津涂。　又，何首乌末津涎调涂脐中，用布捆定，即止。　又，旧蒲扇烧灰，和粉扑之。或用酒调服蒲扇灰一钱，甚效。　又，五倍子、枯矾各等分为末，口水调匀，填脐中，用布缚定，亦效。

---

① 窴 《珍本》同。疑作“窴”，音义同填，塞。

自汗不止　粳米粉绢包，频频扑之。　又，糯米　龙骨　牡蛎各等分　为粉，扑之即止。　又，牡蛎一两研末，绢袋扑之。　又，牡蛎熬，二两，附子泡，五钱，麻黄根二两，捣筛，以白粉一升和合粉汗，汗止。忌猪肉。

盗汗睡中出者为盗汗　五倍子研末，用人乳调，蒸熟，丸如龙眼大，每用一丸贴脐上，外以核桃壳盖之，用布捆定，一周时取下再换贴，至十日后，即止。　又，五倍子焙研细末，以自漱口水调敷脐上。一方用五倍子去蛀末，炙干，研细，男用女唾，女用男唾，调厚糊，填脐中，外用旧膏药贴之，勿令泄气，两次即愈。

阴汗肾虚阳衰者　蛇床子酒炒　白矾　陈酱各等分　煎汤洗之。

血汗　发灰扑。　又，郁李仁研，生梨汁调敷。

治一切虚汗、盗汗、自汗及漏风等汗泄不止，诸药不效者　麻黄根　白术　藁本　牡蛎　龙骨各五钱　糯米粉二两　冰片五分　共研细末扑之。

误用麻黄汗出不止　将病人头发浸水，并用上扑法。

## 疟　疾

治疟方　牛皮胶二两熬化，加生姜三两，捣极烂，搅匀，熬成膏听用。于病发之先一时，用皂荚水洗净背脊，拭干，再以生姜一大块揉擦极热，用宽长细布一大块，将膏药摊上贴之，从衣领处贴起。并敷两膝盖，过一二日，即痊愈。愈后五日方将膏药揭去，极效。　又，用草从左手中指顶尖处量至中指根处为止，将草摘断，即用此草从根量至掌，再从掌量至腕为度，以墨点记，用独头蒜研烂，敷于墨点处，用核桃壳盖上，以布扎紧，一个时辰即去之，神效。　又，胡椒、硫黄各二厘，研末，掺膏药上，贴背脊之正对肚脐眼处，过期即愈。又，明雄黄、制附子、真潮脑各等分，为细末，于疟未发前一时，以棉花少许包裹药末三分，塞鼻孔中，男左女右。塞药后勿食汤水，睡过此时，即愈。重者，依法塞二次。小儿量为减用。　又，巴豆二十粒，南星一个，白面少许，水调捻饼，用膏药贴额上。　又，洒地金钱草又名遍地金钱，亦名破铜钱，又名满天星清早塞两鼻孔中各一丸，虽三日一发之疟，可以立愈。　又，桃头七个，向天者，独头蒜七个，胡椒四十九粒，五家粽尖，五月五日午时共捣为丸，雄黄为衣，扎肚脐内一周时，即愈。　又，常山、草果、丁香少许，用上好酒半茶杯煎数滚，盛钟内，热熏鼻孔，即愈。　又，老生姜四两捣烂，于未发先一时敷膝上，男左女右，用油纸、蓝布包裹紧扎好，勿令汁流出，立效。　又，斑蝥一个用膏药贴于印堂，须早一日贴，一周时即效。　又，马齿苋捣，扎手寸口，男左女右。　又，三次之后，临发前一时，用鱼腥草一握捣烂，绢包，周身摩擦，得睡有汗，即愈。又，桃仁半斤放内关穴上，将独头大蒜捣烂罨之缚住，男左女右，即止。　又，蛇蜕塞两耳，即愈。　又，生黄丹五钱，生白明矾三钱，胡椒一钱五分，为末，麝香五厘，共研末，临发时对日坐定，将好米醋调药末，男左女右，缚手心，外加绢帕紧扎，待药力热方行，出汗为度。如无太阳，脚下用火。此药一料能治三人。年老身弱怕服药者用之。　又，当归、川芎、防风、甘草、陈皮、苍术、杜仲、槟榔、草果、半夏、常山、荆芥、知母各一钱，真乌梅五钱，烧熟打碎，将药共放锅内炒热，于未发时用稀布包裹，捆扎脐上。脐内先以药末三分填满，其发必轻，再炒再捆，无有不效，间日疟更效。轻则一服，重则两服。年老人不肯服药者，用此尤妙。又，川贝母一片放膏药上，男左女右，贴大膀弯软处，不与人知，立愈。　又，常山、草果、川乌、草乌、陈皮、甘草各一钱，将绢袋盛之，闻于鼻间，即止。只闻香气，不可煎食。　又，绿矾少许，掺棉花上扎紧，男左女右，塞鼻内。　又，桂心一分，麝香三厘，川椒七粒，雄黄七厘，共研极细末，纳脐中，外以膏药贴之。虚寒疟更效。孕妇忌贴。　又，大枣肉两个，去皮核，斑蝥两个，焙研，同研匀，加熟猪油少许，捣成饼子，指头大，贴在两眉中间印堂上，一周时即止。胎疟忌贴。

隔日疟方　旱莲草研碎如黄豆大，以紫苏叶裹之，男左女右，塞鼻孔内，半日即出涕泪，轻者立愈，重者渐次而愈。或照以上各方治之。

治疟发汗法　柴胡一握捣烂，绢包擦周身，得睡有微汗解。　又，柴胡、当归、知母、穿山甲各等分，煎汤，新棉花或布蘸熨背。

疟疾胁痛　青皮烧熨痛处。

疟疾化痰　姜汁　贝母　半夏　为丸，擦胸背。

久疟成痞胸胁高起者是，又名疟母　毛脚芹菜　大蒜银砂　同捣烂，涂患处，以油纸盖上扎住，半日皮上疼痛，口中有蒜气出，其块自消。　又，大蒜一个，晒干，研细末，朴硝三钱，研末，独头蒜共捶融成膏，贴自消。又，独头蒜一个，黄丹一钱，番木鳖焙为末，五分，共捣成饼，放患处扎好，口中有蒜气出即去之，内自消矣。

小儿久疟不愈　赭石三钱，烧红醋淬　朱砂五分　砒霜一豆大　各药用纸包七层，水浸湿，火中煨干研末，加麝香五厘，香油调搽鼻尖、眉心及手足心，神效。

久疟人虚　嗅甜肉桂，或塞鼻，则寒自退，热自轻，神爽气清，思食而愈。

截疟方　叩头虫一个安眉心，虫头向上，膏药盖住，过时自愈。又，名贴脐截疟丸。胡椒　雄精各等分　研末，将饭研烂为丸，如桐子大，外以朱砂为衣，将一丸放在脐中，外用膏药贴上，疟即止，神验。

禳疟法　用红纸包米一撮、茶叶一撮、铜钱三十文。包时断不可令人见，亦不可令人知。包成，次日于清晨出门，直走所向之方，不可回头，暗抛路旁。亦忌人见。抛后颐[①]头直走，不可回顾，由别路归家，其病如脱。又，未发前，抱大雄鸡一只，著怀中，时时惊动令作大声，无不瘥。

## 瘟疫

*辟瘟方* 名太乙流金散。雄黄三两 雌黄六两 矾石 鬼箭羽各一两五钱 羚羊角烧，二两 上五味治下筛，三角绛囊盛一两，带心前，并挂门户上。若逢大疫之年，以月旦青布裹一刀圭，中庭烧之。瘟病人亦用此烧熏之。又，名雄黄散。雄黄五两 朱砂 菖蒲 鬼臼各二两 上四味捣筛末，以涂五心、额上、鼻人中及耳门。 又，马骨一块，装红布小袋，佩带身旁，男左女右。 又，向东桃枝煎汤，日浴二次，自然不染。 又，黑豆一撮，暗投水缸，忌人见。 又，贯众一个，白矾一块，放水缸内，亦效。又，艾炷密熏卧床四角，不令人知。又，苍术为君倍用，羌活、独活、白芷、香附、大黄、甘松、山柰、赤箭、雄黄各等分，为末，面糊丸，如弹子大，黄丹为衣，晒干焚之。 又，苍术、雄黄、丹参、桔梗、白术、川芎、白芷、藜芦、菖蒲、皂角、川乌、甘草、薄荷各五钱，细辛、芫荑各三钱。以上俱用生料，晒干，研末烧熏，可避瘟气，屡试神验。 又，红

① 颐 即领借为颔。颔头即低头垂手。

枣二斤，茵陈八两，切片，共烧烟熏，可免瘟气。又，苍术末、红枣共捣为丸，如弹子，时时烧之，可免时疫不染。又，凡入病家，用香油调雄黄、苍术末涂鼻，既出，用纸条刺鼻孔取喷嚏，再饮雄黄酒一杯，决无传染。 又，雄黄研细末，水调，多敷鼻孔中，即与病人同床亦不传染，真神方也。

治瘟方 凡闻病人汗气，入鼻透脑，即散布经络，初觉头痛，即用芥菜子研末，温水调填肚脐中，隔布一二层，上以壶盛热水熨之，至汗出而愈。 又，苍术、良姜、枯矾各等分，为末，每用一钱，以葱白一大个，捣匀涂手心，男左女右，掩肚脐，手须高起，勿使药着脐。 又，以一手兜住外肾，女子掩住前阴，煎绿豆汤一碗饮之，点线香半炷久，可得汗。如无汗，再饮绿豆汤催之，汗出自愈。并治大头瘟。

瘟疫心腹疼痛 白乌骨鸡杀之，破开去肠杂，扑心上，即愈。或用血涂心上，亦可。并用鸡肉煮汤食，极效。或用癞虾蟆破开扑心上，亦效。愈后须戒杀放生，免再传染。

酒熨法 治瘟疫、伤寒、时症，或饭后气恼，心口胀闷，填塞不舒。用上好烧酒炖热，将布二块蘸酒，自胸向下搽抹，布冷再换热布，轮替搽抹，如此数次，其气自通而愈。

羊毛瘟 凡男妇大小，陡然腹痛，不过一二时即死，医药不及用，针灸不及施，唯有速往十字街心，或十字路心，于众人日逐往来之处，挖泥土数升，以冷水和丸，如鸡子大，即在病人脐旁及心窝内外，磨擦良久，待泥丸稍热，研开看之，如丸中有羊毛，是其症无疑，另换泥丸再擦，以不见羊毛为度。虽已气绝，身未冷者，皆可治。若擦之并无羊毛，即非此症，当另治。又，用荞面照上法治之更妙。

虾蟆瘟　侧柏叶捣自然汁，调蚯蚓泥敷之。

大头瘟　此症头面肿大，咽喉闭塞，急用延胡索一钱五分，皂角、川芎各一钱，藜芦五分，踯躅花二分五厘，共为末，用纸捻蘸药，堆入鼻孔中取嚏，日三五次，甚效。嚏出脓血者，更妙。无嚏者，难治。左右看病之人用此取嚏，亦不传染。　又，扁柏叶捣烂，鸡子清调敷。　又，蚯蚓十余条，又名曲蟮以白糖拌入碗碟盖好，半日即化为水，至迟一日必化。用鸭毛蘸水敷之，即消。百发百中之仙方也。无白糖之处，用蚯蚓粪井水调敷。须戒杀生。　又，燕子窝连泥带粪捶融，醋调敷，立愈。　又，吴茱萸研末，醋调敷足心，一周时取下，即消。如未愈，再敷一周时必效。　又，马兰头一把捣汁，将鹅毛搽上，一日五六次，热气顿出，神效。

## 中　暑宜与霍乱、痧症两门参看

夏天道路受热，忽然昏倒，名中热。切不可误用冷水喷灌，一受寒冷则不可救　急用稻草即结为长带，曲盘肚脐，外用热土搓碎围之，使人撒尿其中，令温气入腹，久之自愈。　又，草纸卷成筒，点火向口鼻间熏之，即活，甚效。　又，用布蘸滚水，更换熨脐与脐下三寸，醒后仍忌饮冷水，饮之复死。

中热暴昏　大蒜捣烂，调冷水小半杯，取茶匙挑灌于鼻孔中，立苏。　又，凡热行道中，自觉头目昏闷，不能支持，速伏道上，口鼻向土，立效。

中热口渴面赤，烦躁欲死　掘地深尺余，取净黄土以新汲水调化，敷胸口及脐上。

中暑挟虚昏绝　沉香、檀香烧熏，令香气满室，以达其窍，即醒。

暑风手足搐搦　以苏合香丸擦之。并用香薷、黄连煎水搨胸。

暑症身热头痛，状如伤寒，烦渴呕吐，昏闷不食

硫黄　硝石各一两　明矾　雄黄　滑石各五钱　白面四两

井水调敷腹。

暑天怕风　鹅不食草阴干，好烧酒浸一宿，日干夜间又浸，如此七次。若右边痛将草塞右鼻，左痛塞左鼻，一时许，鼻流冷水尽，即愈。

受暑大小便不通　用田螺三枚捣烂，入青盐三分，一作青黛摊膏，贴脐下一寸一作一寸三分，即愈。

## 霍　乱与中暑、痧症参看

治霍乱方　细看病人背上，如有黑点，用针一一挑破出血，即愈。若迟一日，则不能救矣。　又，炒盐填脐内，用艾放脐上烧之，以烧至止痛病醒为度。已死而心头微温者，亦可活。

霍乱腹痛　大蒜捣如泥，涂心上，立效。　又，盐二斤炒热，用青布包两包，更换熨腹上，久之气透即愈。又，吐泻腹痛，用苍术、藿香、陈皮、半夏、青皮、桔梗、枳壳、苏叶、厚朴、甘草节各五钱，原蚕砂二两，生姜、葱白各三钱，炒热，布包熨甚妙。

霍乱腹痛，两腿转筋　芥菜子研细末，填脐内立效。　又，蒜、盐易之。　又，用热醋煮青布，抹胸腹或搧脚膝，冷复易之。　又，蒜泥加黄蜡涂足心。又，皂角末吹一豆大入鼻，取嚏即安。　又，南星醋调，涂两足心。　又，如转筋已死，心下尚温者，用朱砂二钱、黄蜡三两和匀烧烟熏口鼻并脐，更贴手足取汗。又，转筋而肢冷者，用烧酒摩搨患处，效。　又，男子以手挽其阳物向上，女子以手牵其乳向两旁，即愈。亦治寻常转筋。

脚麻腹泻疼痛熨脐方　倭硫黄　上肉桂　吴茱萸　丁香各一钱　麝香三分　共研细末，每用二分，青葱汁调匀，置脐中，外贴一小膏药，炒热麸皮熨之，不可误入口中。一方无吴萸，有香附，共五味，各等分，掺暖脐膏贴脐上。并治吊脚痧。

脾元虚损，霍乱不吐泻，腹胀如鼓，心胸痰塞　丁香七粒　菖蒲根五钱　甘草炙，一两　生姜三大片　盐一合炒熨。

## 痧　　症与霍乱参看

刮痧法　择一光滑细口磁碗，另用热水一钟，入香油一二匙，将碗口蘸油水，令其缓而滑，两手覆执其碗于病人背心上，轻轻向下顺刮切忌倒刮，以渐加重。碗干则蘸油水再刮。良久觉胸中胀滞下行，始能出声，顷之腹中大响大泻如注，其痛遂减，睡后通身瘙痒，或发出疙瘩，遍身而愈。今有于颈臂刮痧者，亦能治病。然五脏之系，咸附于背，向下刮之，邪气随降，故毒深病重者，非刮背不可也。此为痧症起死回生简便良方，最灵最稳。吾乡有用铜钱蘸香油或水刮痧者，似较简便。　又，擦法。以食盐一握，揉擦两手腕、两胁、两足心并心窝、背心八处，擦出紫红点许多，自然渐渐松快而愈。一切痧胀及中暑、霍乱等症，虽垂死亦活，真良方也。　又方，嫩车前草七根揉软塞鼻孔，男左女右。

乌痧胀即干霍乱　凡暑热痧胀，将烧酒半钟，用头发一团蘸烧酒向胸前揩擦，以酒尽为度，痧胀即解。又，用老姜汁点眼角内，男左女右，汗出即愈。

绞肠痧阴症　吴茱萸　食盐各四两　炒热，用布分作两包，轮熨其脐腹，效。

阴症时痧，手足抽吊者即今之吊脚痧　硫黄　肉桂各二钱五分　炮姜　朱砂各二钱　黑附子五钱　艾绒二两　和匀，布包放脐上，熨斗熨之。　又，辣蓼草八两，捣烂，宣木瓜四两，上二味同福珍酒二斤加水煎汤，乘热揩手足及遍身，即愈。　又，樟脑两许一块布包好，浸入烧酒，令透，由背脊顺擦至尾闾，数十次即松。　又，如症轻者，用烧酒、姜汁擦手足。

羊毛痧　此因天气郁勃，潮湿酷热，夜不能睡，将曙露体乘凉风中，有丝乘虚易入，无论头面手足胸背，猝入则满身刺痛，一刻紧一刻，痛至半夜，自皮入心，咆哮跳跃，面色渐黄而死。治法不用针刮，将现藏烧酒瓮上泥头敲碎，水调，捻成泥团，向周身滚转几遍，剥开泥团，见有丝如羊毛，色亮，则邪气滚出，自然平愈。此仙法也。按：此与瘟疫门中羊毛瘟相似，当参看。

## 鼓　胀

试鼓法　用盐四两炒热，绢包，放脐上，水鼓盐化水，若食鼓盐红色，血鼓紫色，气鼓黑色，倘气虚中满，盐水不改。必用白盐试验。

试水鼓手按之下陷不起者是　轻粉二钱　巴豆四钱，去油　生硫黄一钱　共研成饼，先以新绵一片放脐上，次以药饼当脐按之，外用布捆紧，如人行五六里，自泻下，候三五度除去药饼，以温粥食之。久患者隔日去药饼。愈后忌饮凉水。此方治水鼓如神，其余鼓胀功力稍缓。又，取盖屋稻草煎汤，倾入盆内，先坐盆上熏之，待汤温方洗其腹，小便随下黄水，熏洗数次，永不再发。余鼓胀亦可用此法治，唯功稍缓耳。　又，杜蒺藜或地骨皮照前法煎洗，水气自下。

水鼓小便不通小便通者亦可治　大田螺四个，去壳　大蒜五个，去衣　车前子三钱，研末　共捣成饼，贴脐中，以帛束定，水从小便出，换二三次全愈。终身勿食田螺。又，商陆根、葱白捣填脐中，小便利，肿自消。或加麝香三分。

治气鼓方按之随手即起者是　多年瓦油盏头连垢腻火内烧热，合脐上，良久自落，垢腻已净如洗，腹亦平矣。又，面黑胁痛者，用大麦芽炒熨。

血鼓小腹胀有血丝通身老黑色，皮内有紫黑斑点者是　酒煎荷叶洗。

妇人血鼓　刘寄奴或马鞭草煎汤熏洗。

食鼓，嗳气作酸，饱胀　萝卜子炒热熨。

治实鼓方　甘遂　巴霜　木香各等分　研细末，填脐中。

治五鼓琥珀散　大黄二两　巴豆五钱　牙皂一两五钱　枳壳　萝卜子炒，各四两　琥珀一两　沉香五钱　姜皮捣汁，丸，临用研末，掺膏贴。凡治胀皆取三里穴，在膝下三寸外旁，膏药照贴。

一切鼓胀，肚饱发虚，小便不通者　脐内先填麝香一分，再用甘遂末、雄黄各一钱，田螺一个，捣敷脐上，以帛束之，待小便大通即解去。

## 肿　满

卒患肿满　以蒴藋茎叶埋热灰中，令极热，以敷肿上，冷再易，一日夜尽消。

通身水肿　黍茎扫箒汤浴之。

水肿面浮甚　土狗一个　轻粉二分五厘　为末，每嗜少许入鼻内，黄水出尽为妙。

水肿从脚起，入腹能杀人　赤豆一升煮烂取汁，温渍足膝。

水肿但两足肿　剉葱叶煮令烂以渍之，日三四度，良。

身体暴肿如吹　巴豆三十枚　合皮㕮咀，以水五升煮取三升，绵纳汁中，以拭肿上，随手减消。日五六拭，勿近目及阴。

腹中胀满　绵裹煨姜，纳下部，冷即易之。

上气咳嗽，腹满体胀　楸叶三升　煮三十沸，去滓煎，堪作丸，如小枣子大，以竹筒纳下部，立愈。

## 痞　　积

治痞方　吴茱萸酒炒布包走逐熨之。　又，苋菜不拘红白均可十斤，洗去泥，不必去根，以河水煎汤两大钵，用活甲鱼一个，重十二三两，不必切碎，入苋菜汤，连骨煮烂如膏，去渣，将甲鱼膏薄摊晒干研末，用麻油八两熬至滴水成珠，下甲鱼膏四两，如甲鱼膏不足，以铅粉添配搅匀，成膏收之，用青布褙纸一层，量块大小，摊贴七日即消。重者贴至两次，永不再发，屡验。又，用水红花新鲜者，同老蒜打烂，量入皮硝一二两，捏成饼，比痞块大一围，放痞上，用袱包扎紧，待干再换，则痞自消。　又，水红花子熬膏，入麝香少许贴之。又，红芥菜子即猪血芥不拘多少，生姜汁浸一宿，大约芥子一酒杯，加麝香一钱、阿魏三钱同捣极烂如膏药，摊青布上，贴患处，外用汗巾扎紧，一宵贴过无不消。又，名药猪胞。麝香一钱　阿魏三钱　水红花子　大黄　归尾　甘遂　急性子　甘草各一钱　右为细末，用猪尿胞一个，量痞块大小，用尿胞大小，装入干烧酒半胞，将前药末放入胞内，紧扎住口，用白布将胞兜扎于患处，俟块化尽即去之，不可迟也。　又，桌椿树皮在上中者佳要一大束，去粗大，止用白皮二斤，切碎入锅内，水熬，沥去渣，用文武火熬膏，薄摊布上，先以生姜搓出垢腻，后以膏药在锡茶壶烘热，贴痞块上。其初微痛，半日后即不痛，候其自落。一张即好，永不再发。贴膏时，微撒麝香少许于膏上，然后贴之。贴上膏药周围破坏出水即愈。虽胀满腹硬过脐者，贴一二张亦见效。孕妇忌用。　又，雄黄、白矾各一两为末，面糊调膏，摊布上贴之，俟大便胀满而极多者，即愈。此妙方也。　又，葱白汁、姜汁各四两，水胶八两，好黄酒二钟，同水熬成珠，摊狗皮上，贴患处。

治诸积及气血食三鼓　白马粪同大蒜捣敷。

治卒暴癥方　蒜十片，去皮，取五月五日户上者　伏龙肝鸭蛋大一枚　桂心一尺二寸　右三味合捣，以陈酒和之如泥，涂着布上，掩患处，三日即消。　又，腹中暴癥，有物如石，痛刺啼呼不治，百日死。用商陆根捣汁或蒸之，以布藉腹上，以药铺布上，以衣覆之，冷即易，昼夜勿息。

治鳖癥　陈酱茄烧存性入麝香、轻粉各少许，脂油调贴，奇效。

治积块龟鳖癥　白马尿同白僵蚕捣敷。

治发癥乃由人因食而入，久即胸胃间有虫去来，唯欲饮油　油一升以香泽煎之，安病人头边，以口鼻临油上，勿使饮及传鼻面，并令有香气，当叫唤取饮，不得与之，必疲极眠睡，其发癥当从口出，饮油人专守视之，并备石灰于旁，见癥以灰粉手，捉癥抽出，须臾抽尽，即是发也。初从腹出，形如不流水中浓菜，随发长短，形亦如之。无忌。　又，胸喉间觉有癥虫上下，偏闻葱豉食香，此是发虫故也。油煎葱豉令香，二日不食，张口而卧，将油葱豉置口边，虫当渐出，徐徐以物引去之。无所忌。

## 食　积

治食积　凡饮食停滞，胸膈胀满，或大便不通，或大便泄泻，或年老，或体虚，难以攻击内消者，用乱发一团，剪断，酒麯一个，小者二三个亦可，葱白七个，老姜二钱，胡椒一粒，以鸡蛋一个破壳倾入碗中，将各药捣融和入，调匀，用隔夜灯油煎成一饼，贴病人心口下胃脘处，先用灯油于胃脘处顺擦十次再贴，如嫌太熟①，用纸隔贴亦可。用布带束住，冷则煎热再贴，约一二时，似觉松动，即便取去，其病立愈，屡试神效。若治小儿，药料可以稍减。又，紫苏熨法亦极神效。见伤寒门。

食积血痞　葱白捣，和蜜摊布上，贴患处，用熨斗微火熨之。

治积聚，及老人虚寒便秘　巴霜　干姜　良姜　白芥子　硫黄　甘遂　槟榔各等分　饭丸，清早花椒汤洗手，麻油涂掌心，握药一丸，少时即泻，欲止泻，冷水洗手。

治老人伤冷及难化之物　生姜或紫苏煎汤，揉擦心胃肚腹，气通即食自化。或煎汤倾浴盆中坐揉。

---

①　熟　热也。

## 噎 隔

开隔方 用牛口涎以盐涂牛口即有涎、狗涎吊狗一脚即有涎出、童便煮大附子一个，先涂麝于掌心，俟附子脐发时，取弄嗅之，并嗅其汤，亦能开关。 又，雄鸡破洗，置大碗内，糊纸，饭上蒸熟戳孔，以笔管插入，含吸之，俟热气冲入，喉自开。

开关丹 胆星一个 瓦楞子一钱五分 生矾 枯矾 雄黄 牛黄 琥珀 乳香 没药 珍珠 白降丹各五分 白砒用人粪、黄泥固煅，取五分 麝香一分 以青鱼胆丸，如芥子大，掺膏贴。

## 咳 嗽

咳嗽熏法 天南星 款冬花 石钟乳 郁金 雄黄各等分 为末，以生姜一片含舌上，用艾烧药，含烟入喉中，取效。

久嗽不止 罂粟壳末或五倍子末掺膏，贴脐上。又，咳从脐下起者，用破故纸末掺膏贴，纳气归肾自止。

干咳嗽 火郁也。姜汁和蜜擦背佳。

胸膈胀满，咳嗽不安 宫粉、香油入铁器内，熬数滚离火，用头发一团蘸粉擦胸膈数次即愈。并治各项咳嗽亦效。又，荞面、鸡子清和成团擦之。

劳嗽、火嗽、久嗽、干嗽、食积嗽、酒嗽　用青黛、瓜蒌、贝母研末，和白蜜为丸，擦之甚佳。

咳嗽呛逆　雄黄一钱，研细　黄纸三张　用鸡蛋白将雄黄调匀，搽黄纸上，晒干，卷成纸管，插入笔管或烟筒内，烧燃吸之，如吃烟样，少顷呕吐嗽止。一日一次。忌食诸物，七日唯食白粥。如嫌气味难受，食臼煮猪肉即解。

## 哮　喘

治哮吼妙法喉内有声而气喘者是　病发先一时，用凤仙花又名指甲花连根带叶熬出浓汁，乘热蘸汁在背心上用力擦洗，冷则随换，以擦至极热为止。无则用生姜擦之。再用白芥子三两、轻粉、白芷各三钱共研为末，蜂蜜调匀作饼，火上烘热，贴背心第三节骨上，贴过热痛难受，正是拔动病根，务必极力忍耐，切勿轻易揭去。冷则将药饼启下，烘热再贴。一饼可贴二三日。无论病愈未愈，多备药饼换贴，不可间断，轻则贴一二日，重则贴三四日，或五六日，永不再发。虽患此数十余年，贴至数日断根。无论寒热虚实，盐酱醋酒哮吼皆治。药味不可加减。并治痰气结胸及咳嗽痰喘。

治寒哮　白果　麻黄各等分　捣，塞鼻。

治远年近日哮喘痰嗽　蝉蜕去足　轻粉　马兜铃各一

两　生灵脂　生雄黄　杏仁　生砒各五钱　淡豆豉四十九粒　以生姜、葶苈自然汁丸如黄豆大。亦可以姜汁化一丸，临卧擦胸。

痰实气喘　紫苏子　白芥子　萝卜子各等分　炒熨。

痰喘上气　南星或白芥子用姜汁调敷足心。

治肺热闷不止，胸中喘急，惊悸，客热来去欲死，不堪服药，泄胸中喘气方　桃皮　芫花各一斗　以水四斗煮取一斗，去渣，以故布手巾纳汁中，敷胸温四肢，不盈数日即歇。

定喘方　巴霜姜汁为丸，橘皮裹，塞鼻。

## 呕　吐

治呕吐、噎膈、反胃通用方　胡椒八分　酒药一个　葱头五根　捶融，有热用茶炒，无热酒炒，贴心窝。

呕吐面赤，手足心热者　竹茹、生姜绞汁，绵浸擦胸口。

治呕吐，并治嗳气，痞气，及哮喘有声　金沸草　代赭石　土朱各等分　研末，醋调涂胸口。

大吐不止　附子煎汤抹足。

闻药即吐，百治不效　取家中灶心土药店买者不真则不效，水为丸，塞两鼻孔即不吐，极效。

## 呃逆呃，一作欬

阴寒呃逆　明雄黄二钱　烧酒一杯　煎七分，急令病人嗅其热气，即止。　又，好硫黄、乳香、陈艾各二钱，为细末，用好酒一钟煎数沸，乘热气使患者用鼻嗅之，外用生姜擦胸前，最效。　又，黄蜡烧烟，熏二三次，即止。

虚寒呃逆　麻黄酒煎，嗅其热气，或烧麻黄烟嗅。又，羌活、附子、茴香、木香、干姜、盐各等分，布包烘热熨之。　又，如阴火上冲者，用龟板、熟地各四两，黄柏、知母各二两，麻油熬，黄丹收，摊贴脐下。

久病呃逆　姜汁　白蜜　和匀擦背。

偶然呃逆　纸捻通鼻，取嚏即止。

## 泻痢

治寒泄　胡椒末和饭作饼，敷贴脐上。　又，热柴灰布包敷。　又，炒盐敷。　又，糯米酒糟和盐炒敷。又，酒炒艾绒作饼敷。　又，胡椒、大蒜作饼敷。又，艾叶、灶心土、门斗灰、吴茱萸共为末，醋炒敷，均效。以上各方均敷贴脐上。　又，车前子、肉桂各等分研末纳脐。

治热泄　车前子捣汁，调甘草末、滑石末，各等分敷脐。

气虚暴泄 硫黄 枯矾 朱砂各等分 研细末，丸，纳脐。泻不止，用艾一斤坐身下，以火烘脚。

久泄不止 大蒜捣贴足心，或贴脐中。 又，大蒜须加银朱捣融，敷脐眼内，立止如神。 又，土林鳖半个，母丁香四粒，麝香一分，共为细末，口水调为丸，如黄豆大，纳脐中，外用不拘，小膏药贴之立止。并治痢疾。

小儿水泻，不能服药 巴豆三粒 黄蜡三钱 共捣烂成膏，贴脐上，用绢帕缚住，半日即愈。如噤口不食者，加麝香三厘同贴。并治痢疾。 又，香白芷、干姜各一钱，共研细末，以蜜为膏，先用酒洗脐，温微热后贴膏，用鞋底烘热熨膏上，气通即愈。

宁和堂暖脐膏 治水泻、白痢神效。孕妇忌贴。香油一斤，一方用麻油 生姜切片，一斤 黄丹飞过，八两 熬膏摊布，再加红药丸贴脐上。红药丸方：硫黄三钱 母丁香一钱 麝香三分 加独蒜数枚，一方不用捣如泥，入前三味，研匀为丸如桐子大，飞过朱砂为衣。

四时暴患泻痢四肢脐腹冷者 煎百沸汤，令患者坐深汤中，浸至膝上为度。生阳之药无速于此。按：百沸初出，恐不能即坐，或者先熏，俟其稍凉方坐浸耳。

治痢方 胡椒一岁一粒，打碎 大鲫鱼一个，去头尾骨肠入椒末捣浓，敷脐上，甚效。 又，茜草一握煎水浸两足底。 又，梧桐叶三四斤煎水洗足。 又，巴豆一粒，绿豆、胡椒各三粒，布包捶碎，用红枣二枚捣为丸，敷脐上，痢即止，止后即去。　又，川椒五钱，研末，麝香一分，大枣一枚，去皮核，将二药末掺枣上，放入肚脐，不拘何等膏药盖之。

痢疾点眼法　初胎小儿粪瓦上焙干，一钱　雄黄四分　梅花冰片五厘　为极细末，水调点两眼内角，无论红白痢及噤口痢危笃者，皆神效。

红白痢　葱二十四根，连须，不见水，用布拭去泥　真麻油二十两　铅粉四两　将葱入油熬，去渣，入铅粉收膏，油纸摊贴肚脐，一周时一换，三张全愈。孕妇忌贴。又，吴茱萸、黄连、木香各等分，研细末敷脐。

泻痢至于脱肛　石榴皮　陈壁土　加明矾少许浓煎熏洗，再用五倍子炒研细末，敷托而上。

痢后脱肛　五倍子三钱，研末　白矾一块　水煎洗，并可研末，涂少许于肛门四旁。　又，五倍子炒黄为末，放热鞋底上熨之。　又，经霜浮萍草新瓦焙干为末，热鞋底上熨之。

噤口痢　田螺一个　捣碎，入麝香少许罨脐中，引热下行，即效。　又，细辛五钱，牙皂一钱，葱三根，酒药子半个，大田螺一个，共捣成泥，敷脐中，候干即去药，自然饮食。又，新大附子一个切片，贴于新石灰上，洒之以水，俟热即取附子片贴脐上，冷再换，贴三四次愈。　又，雄黄、巴豆、朱砂、蓖麻子、麝香各等分，捣为细末，和蜜为丸，如芡实大，收好，不可泄气，放眉心，以膏药盖之，一炷香久，腹内自响，即思饮食，去药而愈。此方百发百中，可以预合济人。又，黄瓜藤经霜者更效，烧存性香油调敷肚脐上。　又，吴茱萸研末醋调敷两足心，极效。此亦引热下行之法。　又，木鳖子仁六个，分作二份，用面烧饼一个，分作两半，只用半饼作一剂，纳在内，乘热覆在病人脐上，一时再换半个热饼，其痢即止，思饮食。　又，苍术、甘草、陈皮、厚朴各等分，为粗末，用布包之，放在肚上，将熨斗熨布上，逼药气入腹，病者觉腹中爽快，即将药放枕头下，以受药气。一日连熨三四五次，痛痢渐止，即能饮食矣。　又，真乌梅一斤打碎，熬水十数碗，入一桶内，令病人坐桶上，周围堵塞，不令出气，使热气冲上粪门，如温即洗，其人即睡去，随扶令安卧。待醒即思饮食，先以粥汤半盏食之，少顷再食，不宜饱餐，当渐渐加增。小儿乌梅减半用之，神效。　又，铁秤锤或砖石烧红放瓦盆内，好醋淬入，令病人闻之。一日数次，甚效。

冷疳痢　莨菪子熬令黄，捣为末，和腊月猪脂更捣，令熟为丸，绵裹如枣许大，纳下部中，因痢出即更纳新者，不过三度即瘥。

疗疳法　男妇小儿久痢，百方不效，此方最验。用丁香、麝香、黄连各等分捣为末，似杏核大，取竹筒吹入下部。小儿取核子量力减之。不过三四度瘥。

# 卷二

## 身

身体麻木　芥子末醋调涂之。

遍身瘙痒　苍耳子约半斤，煎水洗之，效。　又，茵陈煮浓汁洗之。

风燥身痒　威灵仙　零陵香　茅香各半斤　干荷叶　藁本　藿香　白芷　甘松各四两　上剉细，每用四两，水一桶半，熬数沸，于房内沐浴。

遍身生泡　桃枝连叶煎汤频洗。

身上无故生蛆　蛇蜕研末，麻油调擦，蛆出自愈。

体臭　竹叶十两　桃白皮四两　水一石二斗煮取五斗，浴即香。

皮里作痛，不问何处　用何首乌末姜汁调成膏，涂上，以帛裹住，火炙鞋底熨之。

皮肤血溅　以煮酒坛上纸数张扯碎如杨花，摊在出血处，按之即止，勿扯去。

治筋疙瘩　五倍子一两　密陀僧一钱　共研末，水调涂，膏药贴之，日久自消。

飞丝缠住耳鼻手足等处，肿痛不已　威灵仙煎浓汤洗，即愈。

## 头

偏正头风　此症发时，虽盛暑亦觉畏风，痛不可忍。用荞麦粉炒热，加醋再炒，乘热敷上，用布包紧，勿令见风。冷则随换，日夜不断，自愈。愈后鼻流黄水数日，从此断根。此治头风第一验方。并治寻常伤风头痛，唯气虚及风火虫痛不效。　又，陈年黑鱼头煎汤，熏数次断根。　又，斑蝥一个，去头足翅隔纸研细为末，筛去衣壳，将末少许点膏药上，如患左痛贴右太阳，右痛贴左，隔足半日取下，永不再发。久贴恐起泡。　又，硫黄一钱，川椒取红色者，去子为末，三分，二味拌匀，溶成小饼，左疼塞左鼻，清涕从右鼻出，右疼塞右鼻，正疼左右俱塞，清涕流尽即愈。　又，真蕲艾揉融为丸，时时向鼻嗅之，以黄水出尽为度。　又，凤尾草捣融，加麝香一分拌匀，敷囟门上，甚效。　又，天时阴雨即发，用桂心末一两，酒调涂额上、顶上。　又，决明子三钱研末，水调贴太阳穴，甚妙。　又，木槿子烧烟熏患处。　又，藁本、细辛各五分，白芷一钱，辛夷八分，共研细末，用纸条四条卷实，将火点着，以烟熏鼻，日熏二次，即效。又，谷精草一两，为末，白面糊调摊纸上，贴痛处，干易。　又，谷精草末、铜绿各一钱，硝石五厘，随左右嗃鼻。　又，川芎五钱，晚蚕沙二两，僵蚕如患者年岁之数，水五碗，就砂锅中，以厚纸糊满，中开钱大一孔，取药气熏蒸痛处，每日一次，虽年久者，三五次永不再发。又，生牛蒡子梗叶无梗叶用根　取自然汁两碗，陈酒一碗，食盐八分，共熬成膏，涂之，须极力搽热，乃效。凡头风抽掣作痛者，用此必愈。

偏头疼　鲜萝卜捣烂，绞自然汁，加冰片少许调匀，昂头灌入鼻孔，左疼灌左，右疼灌右，少时即愈。又，蕲艾一团如胡桃大，生半夏少许，研极细末，剪棉料纸一方，将艾铺纸上，半夏末放艾上，连纸药共卷如小指粗，塞鼻孔内。左痛塞右，右痛塞左。隔一宿，俟鼻内流出清涕为度。倘一次不愈，再塞一次，则无不除根矣。　又，生姜三片将桑皮纸包好，水湿，入灰火中煨熟，乘热将印堂、两太阳各贴一片，以带缠之，立愈。并治太阳风寒头痛。　又，白芷、细辛、石膏、乳香去油、没药去油，各等分，为末，吹入鼻中，左痛吹右，右痛吹左。

头痛　远志末嗃鼻。　又，大鲜红萝卜皮贴太阳穴。　又，吴茱萸煎浓汤，以绵染，频拭发根。　又，荞麦粉冷水调敷，痛去立愈。　又，柚叶同葱白捣烂，贴太阳穴。　又，年久者，用萝卜子、生姜各四钱捣取汁，入麝香四厘，灌入鼻中立止。

头风沐方　葶苈子煮沐，不过三四度愈。　又，川椒二升以水煮取汁，沐发，良。　又，川芎、羌活各一两，薄荷、甘草各二两，僵蚕每岁一条，上药水煎，每日早中晚各洗一次，以三日为止。忌见风。

头痛觉热　白蕃薯切片，随痛处贴之，干即易。

头风畏冷　桑木烧灰淋汁，乘热熏洗，效。

虚火头痛　用南枣切片，贴两太阳穴，效。

风痰头痛　苦瓜膜取汁，以苇筒灌入鼻中，其气上达脑门，须臾恶涎流下，其病立愈。干者浸汁亦效。其子为末，吹入亦效。年久头风皆愈。

湿气头痛　甜瓜蒂末嗃入鼻中，口含冷水，取出黄水愈。

湿热头痛　黑牵牛七粒　砂仁一粒　研末，井华水调汁，仰灌入鼻中，待涎出即愈。

风气头痛甚者　乳香　蓖麻仁各等分　捣饼，随左右贴太阳穴，解发出气，甚效。

头风风眼　荞麦作钱大饼，贴眼四角，以米大艾炷灸之，即见愈。

头皮虚肿　薄如蒸饼，状如裹水。口嚼白面，敷之，良。

头皮肿痛　好鸡蛋黄白调匀，涂肿处，即愈。又，杏仁捣膏，和鸡子黄杵，涂帛上厚裹之，干则又涂，七八次愈。　又，杏仁杵为膏，涂之。

头面发肿，猪头风　野苎根数两捣烂敷之，即愈。

琉璃头疖　旧鞋底烧灰，菜油调搽，神效。

头上软疖　野芋头磨醋敷，或用大芋捣敷亦效。又鸡肫皮、明矾为末，麻油调涂。

头疮不愈　菖蒲末油调敷，日夜各二次。

头上薄皮疮　马齿苋熬水，每日洗二三次，即愈。

头疮生蛆　以刀刺疮破，挤丝瓜叶汁搽之，蛆自出。

头上疮不干　用鞋底泥擦上，即效。

头面癣疮　生白果中切断，频擦取效。

小儿头疮　桃枭烧研，入腻粉，麻油调搽。　又，杏仁烧灰敷之。　又，麻子五升研细末，绞汁和蜜敷之。　又，糯米饭烧灰，入轻粉，清油调敷。　又，旧油头绳烧头，油调涂，立愈。　又，乌梅烧存性研末，生油调涂。

秃疮一名腊黎，又名癞头　麻子二升熬焦末，以猪脂和涂之，发生为度。　又，初起者，用紫甘蔗皮煅烧存性，香油调搽。　又，东行枣根，长三尺，以中央安甑中心蒸之，以器盛两边汁，敷头即生发。　又，取烂熟黑椹三升于磁瓶中，三七日化为水，以涂洗之，发生，妙。　又，蜗牛数十条洗之，二次全愈，神妙。

白秃疮　白面、豆豉和研敷。　又，紫草煎汁，涂之。　又，雄黄末、猪胆汁调敷，即愈。

小儿秃疮　冷水洗净，以羊角葱捣泥入蜜，和涂之，神效。　又，陈火腿骨烧灰，如痒加矾少许，麻油调敷，不生发用老姜擦。　又，楸叶捣汁涂。　又，芜菁叶烧灰，和脂敷。

小儿白秃疮美首膏　百草霜　雄黄各一两　胆矾六钱　轻粉一钱　榆皮三钱　用石灰窑内烧红流结土渣四两　共为细末，猪胆调，剃头后涂之，神效。

头风白屑　桑灰汁沐之良。　又，楮木作枕，六十日一易新者。　又，藜芦末煎汤洗头，半干时再用藜芦末掺上，令入皮内，用布扎紧，数日即愈。　又，王不留行、白芷各三钱研末，干掺一夜梳去，即愈。

脑漏一名鼻渊　白鹁鸽翎毛三钱　擦生漆丝绵一块，如无丝绵即揩漆布亦可，须向漆匠买用　将二味于瓦上焙脆存性，共研细末，入冰片少许，令病人仰卧，用笔管吹入鼻内，不过三四次即愈。　又，大蒜切片，贴足心，即效，止。　又，真松花粉时时嗃鼻中。　又，荔枝烧灰存性，绵裹塞鼻内，立效。　又，烧酒半壶煎极滚，鼻吸热气入脑门，数次即效。　又，玉兰花蕊塞鼻，即愈。

脑破骨折　蜜和葱白捣匀，厚封立效。

## 发

沐发方　取生柏叶细剉一斗，煮取汤，沐发，妙。　又，桑根白皮切一升，淹渍，煮五六沸，去渣，沐发，数数为之，不复落。　又，桑根白皮各一斤，宣木瓜半斤，泡油搽头即润。男子煎水洗数次，亦黑润也。

发不生　侧柏叶阴干作末，和麻油涂。　又，生胡麻油涂之。　又，用米泔水洗净，以柴灶内百草霜五钱、水粉二钱研匀，生麻油调搽。 又，妇人秃鬓发稀，用川椒四两酒浸，密室中日日涂之，自然长出。

发短而少 桑叶、麻叶一方作麻油用米泔水煮汁洗之，洗至七次，可长数寸。

发易脱落 榧子三个 胡桃两个 侧柏叶一两 捣，浸雪水梳发，永不落，且润。 又，覆盆子榨汁，日涂之。

头脑内痒，渐至发落 芦荟 苦楝子各一钱 为末，吹入鼻内数次自愈。

发黄而赤 生柏叶一斤，研末 猪油和为丸，如弹子大，每日用一丸，米泔水放开洗之，一月后色黑而润。

令发长黑 蔓荆子 熊脂等分 调涂之。 又，生麻油桑叶煎过，去滓沐之。

白发还黑 生麻油浸乌梅，涂之良。 又，用盐汤洗沐，以生麻油和蒲苇灰敷之。

染发令黑 醋煮黑豆，去渣，煎稠，染之。

蒜发 蔓青子油日日涂之。

咬发癣 黄连 黄柏各五分 飞丹 枯矾各一钱 松香二钱 烟膏四钱 研末，以紫草、黄连浸油调搽。

发中生疖如珠，相染不已 此名火珠，迟则难治。急用生萝卜捣烂，好醋泡透，敷之。

卷毛疮 生头上如葡萄状。用黄柏一两、乳香二钱五分为末，槐花煎水调敷。

鬓边疽 数年不愈者，用猪、猫头上毛各一撮，煅灰。

又，雄鼠粪一粒 研末，以青油调搽，立愈。

## 眉

眉毛不生 芥子 半夏等分 为末，生姜自然汁调涂，数次即生。 又，桑叶七片日日洗之，一月复生如旧。发落亦然。 又，脂麻花阴干为末，用稽[①]灰加麻油调涂。 又，黑脂麻花阴干为末，以黑脂麻油泡之，日搽数次，自生。 又，旋覆花、天麻、防风各一钱，共研末，麻油调敷。生旱莲捣敷数日，即生。并治发落不生。又，雄黄末一两好醋调搽，即生。

眉毛脱落 蔓青子四两炒研，醋和涂之。

眉上生疮 肥皂烧存性、枯矾要烧透各等分为末，麻油调搽，先用白矾泡水洗净。

## 面

面上生疮 急寻有壳蜗牛一二个捣融，摊纸上贴之，中间留一小孔出气，初起用之，神效。 又方，鹿角烧，研末猪胆调搽。 又，生杏仁捣烂，以鸡子清调匀，捻成煎饼，至夜洗面后敷之，旦即洗去，连敷数夜自愈。

---

① 稽作楷，《珍本》同，据文义改。

面上生五色疮　温盐汤绵浸搨疮上，每日五六度，二三日自瘥。

肺热面疮　苦瓜丝　牙皂荚等分　烧灰，油调搽。

面肿　杏仁杵为膏，搽之自消。

面上粉刺又名酒刺，由肺经血热而生　轻粉　黄芩　白芷　白附子　防风各一钱　为末，蜜丸，每日洗面时多擦数次，临睡复洗面擦之，三日消痕灭迹。　又，白矾酒调敷。　又，白蔹、白石脂、杏仁各等分捣末，以鸡子白和匀，用井花水洗净敷之，三五次即效。

面上风刺　黑牵牛酒浸三宿，为末，先以姜汁擦面，后用药涂之。

面上雀斑　白茯苓末夜夜敷之，二七日愈。　又，紫背浮萍、汉防己煎水洗，或晒干为末，搽之甚效。又，苍耳草嫩叶尖和盐少许捣烂，五六月间，日擦十余次效。　又，鹰屎白水调敷之。　又，附子、蛤粉、茯苓、白芷、陀僧、山柰各五钱，共为末，蜜调擦面上，次日洗去，甚效。并治酒刺。

面皯　李子仁和鸡子清涂上则落。　又，皂角子、杏仁各等分研匀，夜以津和涂之。　又，橙核湿研，夜夜涂之。　又，白附子末以水和涂，频频用，即落尽。

雀卵面皰　桃花　冬瓜仁等分　研末，蜜调敷。

面上靥子　七月七日午时，取瓜叶七十一片，直入北堂中，面南立，逐片拭靥，即灭。

面上黑子　鹅不食草煎汤，日洗之。

面上黑气　半夏焙，研米醋调敷，不可见风，不计遍数，从早至晚，时时敷之，如此三日，皂角汤洗之，面莹如玉。

面黑令白　麦门冬晒干，和蜜捣作丸，日用洗面。又，瓜蒌瓤三两，杏仁一两，猪胰一具，同研如膏，夜夜涂之，令面光润，冬月不皱。

面黑皮厚　羊胫骨末鸡子清调，每夜敷，早以米泔水洗去，十日后面白皮嫩，神效。

面生皱纹　大母猪蹄四个洗净，煮成膏，卧时擦面上，次早洗去，半月后即不皱矣。

冬天面唇皱破　熟猪油夜夜敷之。

面上瘢痕　蒺藜子　山栀各一合　为末，醋和匀，夜涂旦洗。

洗面光彩　轻粉　滑石水飞净　杏仁去皮取霜，各等分为末蒸过，加冰片少许。一方并加麝香少许，用鸡子清去黄调匀，洗面敷之，一月后色如红玉，名红玉膏。　又，顶上金色密陀僧一两研细末，用人乳或蜜调如薄浆糊，每夜略蒸，待热敷面，次日洗去，半月后面光如镜。又，冬桑叶煎浓汁收藏，冬月早晨用一酒杯搀①入水内洗面，光滑如镜，面亦不冻。

两腮赤肿又名痄腮　醋调陈石灰敷。　又，丝瓜烧存性，研末，水调涂。　又，皂角二两，生南星二钱，糯米

① 搀　犹掺也。

一合，共为末，姜汁调敷，立效。 又，大黄、白及、五倍子共为末，鸡子清调搽。轻者用靛花，或磨鹿角搽，重则用此。

被酒仆石，面额俱伤，血流不止 水磨橄榄汁涂之，信宿而愈。

## 目

明目枕 荞麦皮、绿豆皮、黑豆皮、决明子、菊花同作枕，至老目明。

洗眼方 每年九月二十三日，用桑叶煎水洗目一次，至老永不昏暗，且夜能看细书，其妙无穷。桑叶须五月五日、六月六日、立冬日采者为佳。同黑脂麻等分，蜜丸，名为扶桑丸，能除风湿，乌发明目。

一切眼疾 箬叶即蘘叶烧灰，用布淋汁洗之，洗久自效。 又，韭菜根洗净，用橘叶外裹，男左女右，塞鼻中，过夜即愈，屡效。 又，青萍少许研烂，入顶上梅花冰片少许，贴眼皮上，过夜渐散，治努肉攀睛，神效。 又，冬天取净腊，将大荸荠同雪水磨粉，晒干，加冰片少许，入鹅毛管中，点眼，神效。

治赤眼 黄丹、白蜜调贴太阳穴，止痛立效。又，以盐汤洗之。 又，用人乳浸黄连，蒸过频点，神效。 又，烧荆木出黄汁敷之。 又，芙蓉末水和，贴太阳穴。 又，姜汁调飞矾，涂眼皮上，痛即止。

又，雄狗尿乘热搽，如神。　又，五更头用自家热小便蘸洗。　又，涩痛者，用三七磨水涂眼眶胞，效。又，桑叶为末，纸卷烧烟，熏鼻取效。　又，荸荠汁涂上，即效。　又，日久不愈者，用蕤仁选白净者去壳研细，去净油，不净不效调白蜜，用骨簪点眼内角，即能退红止痛，效验之至。

风火眼　童便煎甘菊汤频频洗之。　又，久害不愈，尚未生翳，用生姜汁一点即愈。

烂弦风眼　羯羊胆去其中脂，满填好蜜，拌匀蒸之候干，即入瓶细研为膏点眼。以蜜采百花，羊食百草，故名二百味花草膏。　又，真麻油浸原蚕沙二三日，研细，以篦子涂患处，不问新旧，隔宿即愈，名一抹膏。又，薄荷以生姜汁浸一宿，晒干为末，每用一钱，沸汤泡洗。　又，覆盆子叶捣取汁，以皂纱蒙目，将笔蘸药汁，画两眸子于纱上，然后以汁滴之，当有虫出。

目中风肿　枸杞根白皮　伏鸡子壳等分　捣极细末，着目上。　又，捣杞汁洗之，日六七度。

目赤生翳　枸杞子捣汁，日点三五次，神效。

明目去翳　鹅不食草捣汁熬膏一两　炉甘石火煅，童便淬三次，三钱　上等磁器末一钱五分　熊胆二钱　硇砂少许　为极细末，和作膏，点翳上，一夜取下，用黄连、黄柏煎汤洗净，如有再点。　又，好焰硝一两，铜器熔化，入飞黄丹二分，顶上梅花冰片二分，铜筷搅匀，入磁瓶收之，以蜡封口，勿令泄气，每点少许，其效如神，名天赐膏。　又，治远年攀睛翳膜，名五通散。人退即指甲，乳汁炒为末　山甲炒　蝉退洗净，炒　龙退即蛇壳，炒　凤退即鸡蛋内白膜，炒　右为极细末，每用三厘，令患者含水一口，患左眼吹入右鼻，患右吹左，再以锡作眼样，合患眼上，如此三次，则翳膜或血丝俱落。　又，书中白鱼末注少许于翳上。　又，刮怀妊妇人大指甲末，乳调敷即愈。　又，新象牙物件水磨点翳膜上，即去。　又，新象牙磨屑，将生男乳浸透，点之即退。

眼中起星　以人乳磨山慈菇汁滴目中，日三四次。又，鹅不食草塞鼻，左眼塞右，右眼塞左。　又，白蒺藜三钱水煎洗之，三日即无星。初起者效，久则不能去。又，樟脑、东丹等分研细末，磁瓶盛储。如患左眼有星，将药末半匙吹入右耳，以绵塞耳，隔宿即愈。患右吹入左耳。

眼中息肉　马齿苋一大握洗净，和芒硝少许绵裹安上，频易之。

目生努肉，或痛或痒，渐覆瞳人　杏仁去皮，二钱五分　水粉五钱　同捶烂，绵裹箸头蘸点之。　又，好梨一个捣汁，以绵裹黄连少许浸汁，仰卧点之。　又，急起努肉，不过半日即遮白眼，一日即遮黑眼者，用刀上铁锈滴凉水少许，以筷子头磨起锈水点患处，频点即开。

目中生管即努肉之类，以上各方亦可治　生白蜜涂目，仰卧半日洗去，每日一次自愈。　又，樱桃三个，去核，炒研末，纸卷条烧熏之，即消。

眼中如有虫行，痒不可忍　羌活　枯矾　硼砂　共研细末入口无渣方合用，口水调如米大，时将一丸纳入眼中，少顷枣汤洗下。

眼内生虫　红枣去核　用黑矾填满枣内，入炭火内煨过，研为细末，再用朴硝放砂锅内，熬炼滴水成珠，取出候冷，不必研末，用枣矾末一二钱、朴硝五六分一并和匀，开水对冲，露一夜洗之，三五次即愈。

眼边生虫　鲜色铜绿三钱，研末以生蜜浓调涂粗碗内，用艾叶烧烟，将碗覆艾烟上熏之，须熏至铜绿焦黑为度，取起冷定，以人乳调匀，饭上蒸过涂之。并治眼边湿烂红肿，及痘后风眼，诸药不效者，用此如神。

眼皮生珠俗名偷针　生南星研末　生地黄等分　同捣成膏，贴两太阳穴，肿自消。　又，臭虫血每日点敷，神效。　又，用蛇退皮贴之。　又，白及磨水点之。　又，精猪肉贴之。

眼泡生菌，坚凝不痛　取过江蛛丝缠之即落。凡蜘蛛牵丝搭过屋，谓之过江。　又，樱桃核磨水搽之，自消。并治眼皮生瘤。

眼珠缩入　老姜烧热敷眉心，即愈。

眼珠伤损　凡眼珠打出，或触伤，或火炮冲伤，用南瓜瓤捣烂厚敷，外用布包好勿动，渐次肿消痛定，干则再换。如瞳人未破，仍能视物。瓜以愈老愈佳，如无南瓜，用野三七叶敷，用生地黄浸酒捣敷亦可。南瓜北人呼为倭瓜。　又，用牛口涎日点二次，避风即愈。忌酒，并各热物。又如，火药冲眼欲瞎者，急用热小便频洗，自愈。 又如，眼珠受伤突出，赶紧揉进，用生猪肉一半，当归、赤石脂末各少许掺肉上，贴之即愈。 又，眼目打伤青肿，以半夏为末水调涂之，即效。

眼见黑花，或黄白不安此肝肾虚风上攻 附子泡 广木香末，各一两 青盐一两五钱 牛酥二两 鹅油四两 朱砂二钱 冰片一分 熬膏涂顶上。

眼生萝卜花 大萝卜一个剜空，入生鸡蛋一个包好，种土内，待开花结子后，取鸡蛋白研细，加炉甘石以浮水者为佳，用童便浸七日，用炭火销银朱锅内煅红，再入童便内浸十日，晒干研末，一钱，真熊胆五分，顶上牙色梅花冰片一分五厘，共为末，调蜜点眼，一日一次，七日全愈，神效。

眼生花翳，涩痛难开 慎火草捣汁，日点三五次。

两目忽然不见 取地上三尺下黄土，搅水澄清洗之。 又，令人嚼母姜，用舌日舐六七次，以明为度。

头风痛坏一月 川贝母一粒 白胡椒七粒 共研末，葱头汁为丸，如柏子大，用膏药贴太阳穴，目可重明。

眼盲脑痛 鲤鱼脑并胆等分调，以注目眦，日三，良。并治雀目。

雀目 雀头取血，滴眼中即效。

目热雀盲 地肤苗叶煎水洗。

青盲内障 雄鼠胆 鲤鱼胆各一个 和匀，每日早起滴之。 又，猪胆一个微火煎之，可丸如黍米大，纳眼中，食顷良。

双目不明　黑豆一百粒　黄菊花五朵　皮硝六钱　水一钟，煎七分，带热熏洗，五日换药再洗，一年后可以复明。平日忌茶，并戒恼怒。　又，鸡胆一个入蜜半匙，以线扎紧，再入猪胆内，挂房檐下通风不见日处二十一日，去猪胆留鸡胆，先以人乳点患处润之，少刻用骨簪蘸鸡胆点上，遍身透凉，流涕出汗，二三次即明。忌茶百日，可将霜降后桑叶煎汤代茶饮。并忌恼怒。

目多泪　鲫鱼胆七个　人乳一盏　和匀，饭上蒸一二次，点眼，其泪自收。

眼瞠成漏　凡眼下空处生疖出脓流水不干，日久成漏，诸药不应者，柿饼去皮取肉，捣烂涂之，十日全愈。

拳毛倒睫　五倍子为末，蜜调敷眼皮上，其睫自起。　又，摘去拳毛，以虱子血滴数次，愈。　又，木鳖子一个，去壳捣烂，绵裹塞鼻，左目塞右，右目塞左，一二夜其睫自出。切不可将毛拔去，拔后重出，硬而更拳，将为终身之累。　又，冬季壁上干苍蝇研末，时向鼻内嗅之，立愈。或用饭蝇塞鼻，亦效。　又，无名异为末，掺卷在纸中作捻子，点火吹灭，以烟熏之，其毛立起。

蟹睛　鳝鱼血晒干，蘸点。

眼癣　杏叶煎汤洗。　又，铜绿、胆矾或加明雄黄涂碗上，以牙皂、荆芥、薄荷、艾叶卷纸捻点熏升黄色搽之。

暑月行路眼昏　薄荷叶揉汁滴。

茫草、沙石等眯目不出　磨好墨，以新笔点注目中瞳子上。　又，盐、豉各少许着水中，临目视之即出。

麦芒入目　煮大麦汁注眼中即出。或煮水洗。又，用蛴螬虫即粪草堆内之灰白虫捣烂，敷眼上，即出。并治竹木入眼。

蟾酥入目　紫草取汁点之，即消。

泥沙入目　顶粗牛膝一条，约二寸长，本人自行嚼烂患左眼于口内右嚼，右眼左嚼，吐出搓丸，塞于两眼角，其泪流必多，少刻泥沙裹药尽出，虽肿痛欲瞎，无不立效。

尘芒入目　生藕汁滴入自出。或用大藕洗捣，绵裹滴汁入目中。

尘屑入目　人指甲以津唾磨浓点之，顷刻一抹即出。

飞丝入目　白菜揉烂，帕包滴汁二三点，即出。又，荷花缸内细泥汁点之即消。　又，芥菜汁点之。又，桑叶滋点之。　又，凡诸药不效，赤肿痛甚者，以滚水一杯，入食盐少许、明矾三钱，将舌尖浸入水片刻，其丝自落水中。　又，好墨磨浓，用新笔蘸点眼角内，闭目片时，其丝自然成块，用手轻抹即出。杂物入目亦可治。并可散翳。或用京墨点睛，以灯草拨去。

烟渣入目　用乱头发或棕樱缓缓揉之，即愈。勿用汤洗。

石灰入目　生栀子煎浓汁频洗。

箭头入目　米糖点入，待其发痒，一拔即出。

杂物入目　鸡冠血滴少许入眼能出。　又，新桑根皮洗净捣烂，入目拨之自出。

## 耳

治聋　鲤鱼胆滴耳。　又，取蛇膏塞耳中，神效。　又，乌公鸡脂绵裹塞耳，效。　又，甘草末吹入左耳，甘遂末吹入右耳，即通。两药须两处买。　又，以竹筒盛鲤鱼脑蒸之令烊，以灌耳中。　又，雄黄、硫黄等分，绵裹塞耳中数月，闻。　又，老鼠胆汁滴耳中，二三次效。　又，菖蒲、附子泡，各二两捣末，以苦酒和丸，如枣核许，绵裹，卧即塞耳中，夜一易之，十日有黄水出便瘥。　又，蓖麻子百粒，去皮，大枣十九枚，去皮核，捣丸，如杏仁大，纳于耳中，二十日瘥。　又，取杏仁七枚，去皮捶碎，为三份，以绵裹，各于中着一裹盐，如小豆许，以器盛于饭甑中蒸之，候饭熟出。一裹令患者侧卧和绵捻以油汁入耳中，久又以一裹进前捻之，瘥为度。　又，左耳聋，妇人常有之，多怒故也。右耳聋，男子常有之，好色故也。用麝香三厘，或用羚羊角代研末，先入耳中，然后用好烧酒两三点入耳内，又用葱一棵去头梢取管，插入耳中，以通其气，少顷即愈。

耳暴聋　芥子末人乳和丸，绵裹塞，日二易。　又，椒目、巴豆肉、石菖蒲、松香各一钱五分，为末，以蜡融化和匀，作筒子样，绵裹纳耳中，一日一换，神效。

耳忽聋闭　木香研末　酒浸一宿，取酒滴入耳中，少顷倒出，二三次即瘥。

两耳聋闭　北细辛末一钱　将黄蜡熔化为丸，如鼠粪大，以绵裹塞耳，一二次即愈。切戒恼怒。　又，甘草、生地研极细末，胭脂包三分，日间塞耳，甘遂、草乌研极细末，绵花包三分，晚间塞耳，甚效。　又，真麝香一二分绵包塞耳，一日后耳中如雷鸣，屡试神效。

耳塞聋闭　生麻油日点三五次，候耳中塞出，愈。

耳聋不闻人声　松脂四分　巴豆去皮心，熬　麻子仁　蜡　薰陆香　石盐各二分　右六味捣如膏，丸枣核大，纳入耳中，三日一易，取瘥。

肾虚耳聋　灵磁石如豆大一块同穿山甲煅末，绵裹塞耳中，口含生铁一块，觉耳中如有风雨声，即通。又，声响如风、水，鸣如钟磬音者，用真川椒、巴豆、菖蒲同研细，以松香、黄蜡为丸，塞耳，一日一换。初起者数日即通，神效。

病后耳聋　生菖蒲汁滴之。

耳聋有脓　番木鳖一个磨水滴耳，即效。　又，蒲黄末掺之。　又，鸡冠血滴入耳内，即愈。　又，乌贼鱼骨去甲，炙、釜底墨各二分，附子泡，四分，禹余粮、龙骨、伏龙肝各二分，右六味捣末，取如皂荚子许大，绵裹纳耳中，日一易，取瘥。有虫加麝香一豆大。

耳出脓汁　杏仁炒黑捣膏，绵裹纳入，日三四易，良。　又，胭脂绵五分，煨存性，枯矾一钱，上研末掺之。

耳中脓水不干　石榴花瓣不拘多少，炙脆研末，加冰片少许再研吹耳，自愈。　又，羊屎弹烧灰，一钱，枯矾、轻粉各五分，右为末，用绵花卷净耳内脓，将苇管吹入，效。

聤耳出汁　陈皮烧研，一钱　麝香少许　为末，日掺，立效。　又，青皮烧，研末绵包塞之。　又，韭菜自然汁入滴三次。

耳出臭脓　龙骨煅　五倍子炒　乳香　枯矾　血余灰各等分　为末，卷净脓水，吹之。

聤耳脓血出　附子末以葱涕和，灌耳中，取瘥。单用葱涕灌亦佳。须侧卧，令入。　又，桃仁熟捣，以故绯绢裹塞耳中，日三易，以瘥为度。　又，釜月下墨以猪膏和，绵裹纳耳中，日再。　又，黄连、附子泡，各等分，捣末，先用绵花卷净恶物，然后以药末少许微微吹入，良。

耳中肿痛，并出脓血　橄榄核烧存性　每壹枚入冰片二厘研极细末，吹入耳中，即愈。

耳常出血　五色龙骨煅　研细末，吹入耳中，即止。　又，人牙煅存性出火毒，入麝香少许共研，吹之。

耳内有虫，脓血不干　鸡蛋一个，香油炒　猪肝四五钱，香油炒　黑芝麻一升，炒，研　同捣融，微火烘暖，布裹贴耳外，血虫出尽，即愈。

耳烂　胭脂　陈皮　灯草烧灰，各一钱　冰片一分研匀吹之。

耳内生粒，如棉花子大，极痛，名耳定　人指甲瓦上焙枯存性，研末，加牙色梅花冰片少许吹之，极效。

耳闭不通，又作痛　大田螺一个拨开盖，入麝香五分，自化成水，滴入。　又，每日平明以大指、食指捏住鼻孔，勿令泄气，咬牙努目，口唇闭紧，使气俱入耳窍，闷极放手。时时行之，久则自效如神。

耳卒疼痛　蒸盐以软布裹熨之。　又，瓦松捣汁灌之。

耳底痛　郁金磨汁滴之。　又，鲜虎耳草捣汁滴之。

耳鸣耳痒　生乌头一个乘湿削如枣核大，塞耳，日换数次，过三五日便愈。久恐成聋。

耳鸣　生地黄截断塞耳，日十易之，瘥。或用纸裹，微火中煨之，塞。　又，巴豆二枚，去皮熬，桃仁二枚，去皮熬，松脂大豆许，捣作二丸，绵裹塞耳中。

耳痔、震耳、缠耳、停耳、风耳　各症俱系耳内闷肿出脓，但脓色不一，而名各异。耳痔则出黑色臭脓，震耳则出青脓，缠耳则出白脓，停耳则出黄脓，俱由胃湿与肝火相兼而成。唯风耳则出红脓，偏于肝经血热。俱宜用酱茄不宜过自然油滴之，俟脓浮出，再用核桃仁即胡桃研细，拧油去渣，每油一分入冰片二分，用少许滴耳，自愈。　又，青鱼胆和冰片滴之，即愈。　又，桑螵蛸一个，烧存性，麝香一分，研末掺入，神效。有脓先绞净。　又，鲜鱼血滴入，甚效。　又，白矾煨，研，入麝香少许，绵裹塞耳中。　又，头发瓦上烧存性研末，每一钱加冰片七厘研匀，吹少许入耳，效。　又，虫蛀竹灰加麝香少许吹入，神效。

耳内外生疮　蚯蚓粪为末吹入，或用麻油调搽。又，黄柏五钱，马齿苋一两，为末敷之。

耳外湿疮　大鸡腰子一对，蒸熟去皮　枯矾三分　共捣融，加顶上冰片一二分敷之。并治小儿胎毒，及头面耳前后一切湿疮，兼羊须疮。又，黄丹一钱，松香八分，轻粉、枯矾各一分，共为细末，香油调敷之。

耳下生疮　用铅粉掺之。

耳后锐毒　大天南星煅存性，醋调涂三次，即愈。

耳被挖伤　金头蜈蚣一条，瓦上焙存性　研末，吹入立效。　又，青鱼胆一个，红花一钱，元参、生地各二钱，蒸出浓汁，灌入耳中，即愈。

两耳冻疮　生姜自然汁熬膏涂。　又，橄榄烧研细末，油调涂之。并治足上冻疮。

两耳脱落　用人发入瓦罐，以盐泥封固，煅过为末，急以所伤耳蘸药安于旧处，再用老姜嚼融，四围厚敷，用绸捆定，自安。并治鼻落，治法同。

耳中有物不出　用弓弦或麻绳，将一头搓散，用好鱼鳔黏着，放耳内，其物徐徐引出。

百虫入耳　姜汁少许滴之。　又，人乳滴之。又，韭汁灌之。　又，胆矾和醋灌之。　又，车缸脂涂孔上自出。　又，猫尿滴之。生姜擦猫鼻即有尿。又，桃叶作枕枕之，虫自鼻出。或火熨桃叶，卷之取塞耳，立出。

蛆虫入耳　杏仁捣如泥，取泥滴之。　又，皂矾掺之，即化为水。

壁虎入耳　鸡冠血滴入即出。

蜈蚣入耳　炒肉放耳边，闻香自出。烹鸡更妙。或用生姜汁或韭菜汁灌入即出。

蚂蝗入耳　取田中泥放耳边即出。

蜒蝣入耳　生半夏末麻油调涂耳门，虫闻香即出。又，蒜洗净捣汁滴之，未出再滴。　又，羊乳滴之，化水流出。　又，白洋糖熟水调浓汁滴入，亦化为水。

飞蛾入耳　用铜器向耳边敲打自出。

蚂蚁入耳　穿山甲烧研为末，调水灌入。　又，用手将耳扯动即出。

蚤虱入耳　菖蒲末炒热盛袋枕之，其虱自然而出。

壁虱入耳　用稻杆灰汁灌。

水银入耳　枕金器自出。

水入耳中　薄荷汁滴入立效。

## 鼻

鼻血　用线扎紧手中指第二骨节弯曲之处即止。左流扎右，右流扎左，双流双扎，极效。　又，井底泥和苔藓贴囟上，立止。 又，石榴花瓣塞之，或以萝卜汁、藕汁滴入鼻内，或火煅龙骨吹入，俱可。 又，薄荷叶塞之。 又，大蒜一枚，去皮，研如泥作钱大饼子，厚一豆许，左鼻出血贴左足心，右贴右足心，两鼻俱出俱贴，立效。 又，莲蓬壳煅存性吹鼻。 又，栀子烧存性研末吹之。 又，槐花末吹之。 又，猝然以水噀其面即止。 又，左衄以绵塞右耳，右衄塞左耳，神应。 又，青蒿纳鼻中即止。 又，井水磨陈金墨，草蘸塞之。 又，多年溺壶于火上烘热，向鼻熏之，立止。 又，生吴萸研末，津调涂足底涌泉穴。用山栀炒黑研末，吹鼻中，效。 又，青菜叶塞鼻，即愈。 又，纸条浓蘸真麻油，入鼻取嚏，效。

鼻中瘜 鹅不食草捣烂塞之，自落。 又，藕节有毛处一节烧存性为末，吹患处，效。 又，甜瓜蒂末七月七日收者更妙、白矾末各五分，绵裹塞之，或以猪胆和挺子塞之，一日一换。 又，白矾一钱，硇砂五分，共为末，以三四分吹之，其瘜肉即化。

鼻中塞肉不通利 细辛 瓜蒂各等分 研末吹鼻中，须臾涕出，频吹即愈。 又，陈瓜蒂捣末，敷塞肉上，取瘥。

鼻塞不通 麻鞋烧灰吹之，即通。 又，通草、细辛、附子共为末，蜜调绵裹塞鼻中。 又，菖蒲、皂角去虫蛀者共为末，每用一钱，绵裹塞鼻，仰卧少时，效。皂角末单用吹之，亦通。

鼻窒痛　杏仁　白芷　细辛各一钱　全蝎两个　焙末，麻油调敷。

鼻痔　霜梅一个　蓖麻仁七粒　生矾少许　同捣匀，绵裹塞鼻内，一日夜即愈。　又，轻粉二钱，杏仁七粒，去油，白矾五钱，共为末吹入，痔即化水。　又，甜瓜蒂四钱，甘遂一钱，枯矾、螺壳灰、草乌灰各五分，为末，麻油调作丸，如鼻孔大，每日塞入一次，其痔化水，肉皆烂下而愈。　又，顶上梅花冰片点之，虽痔肉垂下亦入，或用生藕节连须瓦上焙枯研末，和顶上冰片调敷。

齆鼻　将铁磨石上取末，猪油调绵裹塞鼻，肉出愈。　又，干姜为末，吹鼻中，或蜜调塞鼻。

疳虫蚀鼻生疮　绵裹人屎灰，夜卧著之。　又，烧牛、狗骨灰末，以腊月猪脂和，敷之，瘥。　又，烧故马绊末敷之。　又，取乌牛耳垢敷。　又，取牛鼻头津敷之，良。

鼻内生疮　黄柏　槟榔　共为末，猪油调敷。又，嫩桃叶捶烂塞之。无叶用枝亦可。　又，紫荆花阴干为末贴之。　又，元参研末吹入，或以水将元参泡软塞之。　又，陀僧、白芷各二钱研末，蜡烛油调搽，甚效。　又，杏仁油和盐涂之。

鼻流清涕不止　荜茇末吹之，有效。　又，生花生四五斤入锅内，令患者亲手拌炒，炒之数次即愈。

老人鼻流清涕　大蒜捣贴足心。

口鼻生疳蚀烂　青靛搽患处，每日十次，每夜五次，三四日愈。

鼻皶赤泡　密陀僧二两　细研，每夜用一钱，人乳调末，早洗去。

风刺赤鼻　大风子仁　木鳖子仁　轻粉　硫黄为末，夜夜津调涂之。

酒皶赤鼻　桐油入黄丹、雄黄，敷之。　又，食盐研细，每早擦牙，噙水漱口，吐入手中洗面，月余自愈。　又，白果嚼融，和甜酒糟，夜敷日洗，甚效。又，马兰子花捣，封之，佳。　又，荞麦面烧灰研细，麻油涂之。　又，鸬鹚矢末以腊月猪脂和，涂之。

各项鼻病　凡鼻渊、鼻痔、鼻中肉块、鼻塞、鼻疮等症，用辛夷花苞又名木笔花去赤肉毛子，以芭蕉煎水，泡一夜，焙干为末，加麝香三厘、葱白，蘸入鼻孔数次，极效。

鼻中生毛，昼夜可长一二尺，渐粗如绳，痛不可忍此食猪、牛、羊血过多所致。用猪毛焙存性研末，吹入鼻中，即愈。如食羊血过多者，或加牛羊毛亦可。

鼻垂红线尺许，痛甚欲死　真硼砂　顶上牙色梅花冰片各一分　为末，以人乳调之，轻轻点在红线中间，顷刻即消。

诸物入鼻，胀痛不出　牛油如枣核大，纳鼻中，油溶则物润而随出矣。

## 唇

唇中肿大　生蒲黄二钱　川连　顶上梅花冰片各一钱共为细末，麻油调敷。

唇肿破烂流水　黄连二两　铜绿五钱　枯矾一钱五分宫粉三钱　熬膏，临用加冰片五厘　麝香一厘　敷。

口唇肿黑，痛痒不可忍　大铜钱四个于石上磨猪油，时时擦之。照疔疮法治亦可。

唇疮　以头垢敷之，日三。　又，东壁土敷之。又，胡粉敷之。　又，白梅瓣贴之，开裂出血者即止。又，饭甑上滴下汗擦数次，效。　又，白荷花瓣贴之，亦妙。

嘴唇四周疮如黄蜡　旋覆花瓦上煅存性　研末，真麻油调涂。　又，葵花根瓦上焙存性研末，麻油调搽，更妙。

唇破生疮　瓦松、生姜汁捣融，入盐少许，敷之。

唇燥生疮　青皮烧研，猪脂调敷。

嘴唇翻转，形如猪嘴，名唇菌　此心脾热毒所致，对时必死，无药可救。急烧两手少商穴在两手大指内外甲缝之中，不上不下即是，一面用蚯蚓十条，捣烂、吴茱萸二钱，研末加灰面少许热醋调敷两脚心，用布捆住，半日一换，以愈为度。或用溏鸡粪敷。

唇干裂痛　桃仁捣烂和猪油调涂即愈。

唇燥揭舌　松毛煮老豆腐贴之，日换数次，良。又，橄榄磨汁涂之，或以橄榄炒研，猪脂和涂之。

茧唇口不能开合，风热蕴于脾经也　青皮烧灰　黄柏各等分为末，猪脂调涂，效。　又，用新白布作卷，如酒杯大，烧燃放刀口上，俟刀口汗出，取汁涂之，日搽十余次，效。并以青布烧灰冲酒服。　又，五倍子、诃子肉等分为末，香油调敷，神效。

紧唇　炙松脂贴上。　又，以蜡片炙贴之，一宿瘥。　又，取膝头垢，绵裹烧敷之。　又，烧人屎灰敷之。

缺唇　蟹烧灰，二钱　乳香　没药去油，各二分半　熟水和涂，即生肉。

## 口与唇部参看

口臭难闻　每早洗面时，用白牵牛粉擦牙，漱口，日久自无此病。　又，密陀僧一钱醋调漱口。　又，真藿香常噙口中，即解。

口疮　陈白螺蛳壳烧存性加儿茶少许为末，吹敷即愈。　又，生黄柏蜜炒，为末，敷之。　又，萝卜自然汁频漱去涎。　又，草乌、南星各一个，生姜一块，为末，临卧时贴两手足心，便愈。　又，缩砂壳煅研，涂之。又，茄蒂烧灰敷之。　又，白杨嫩枝铁上烧灰，和脂敷之。

天行口疮　橄榄核仁研敷。　又，五倍子末搽之，吐涎则愈。

口吻生疮世谓之肥疮，一名燕口疮　楸白皮及湿贴之，数易，取瘥。　又，掘经年葵根欲腐者弥佳，烧灰敷之。

口舌烂疮　蚯蚓　吴茱萸　同研末，醋调涂足心。又，川黄连、北细辛各二分，研极细末，以小管吹入疮上，神效。此方热因寒用，寒因热用，功成而无偏胜，大人、小儿并治。切忌入喉。

口内上腭生痈　亦名悬痈。生口上腭，形如紫葡萄，舌难伸缩，口难开合，鼻内出血，时作寒热。急用食盐烧红、枯矾各等分研细末，以筷头蘸点，日三五次，自消。

通治口舌生疮，及风火牙疼上热足凉者　白矾三两热汤化之，以足浸半日，即效。

## 舌

舌胀满口　醋调锅底烟子，敷舌上下，多敷更效。又，蓖麻子四十粒纸上取油，将油纸烧烟熏舌，即消。若舌上出血，熏鼻中自止。

木舌肿强　用糖醋时时噙漱。　又，僵蚕一钱，黄连蜜炒，二钱，为末搽之，痰出为妙。或单用僵蚕为末吹之。

舌肿　柴灶内百草霜和酒涂舌下，即愈。　又，朴硝　白矾为末擦，或用朴硝、绿矾煅敷。

小儿舌肿　以盐、百草霜为末，井水调敷。

舌忽肿出口外，或长数寸　此亦心火热极所致，用雄鸡冠血一小盏，以舌浸之，即缩。或照舌肿各方治之。又，真川连三四钱煎浓汁，以舌浸之，亦效。

舌下肿痛　蒲黄五钱煎浓汁去渣，含口中数次，极效。　又，肿痛欲死者，皂矾二钱瓦上焙红，研末，醋调敷。

喉风舌大如脬　不急救即死。用冰片一分，火硝三分，青黛二分，僵蚕五分，明矾二分，硼砂三分，共为末吹之，即愈。

舌胎语謇　薄荷自然汁和白蜜、姜汁搽之。

重舌　陈醋一碗　五灵脂一两　入铜勺内，煎三沸为度，沸即离火，用箸搅之，沫平再煎。候冷，将醋少许频含，待涎沫满口即吐，勿咽下。　又，牙皂角四五挺，须不蛀者，去皮核，炙焦，荆芥穗二钱，共为细末，以米醋调涂肿处，即消。

舌硬生衣　犀黄　朱砂各一分　元精石二两　共研细末，将舌尖刺出紫血，用此药搽之，即愈。

舌出不收　用辰砂敷之，或暗掷盆碗作坠地声惊之，即收。

伤寒热病后，舌出寸余不收　顶上梅花冰片研细，掺舌上，应手而缩。须用五钱方效。并治舌长过寸，及小儿舌肿。

舌出口角，时时摇动　此名翣舌风。用翠鸟舌舌须阴干备用在两额点戳几下，即愈。

舌忽缩入　银针刺破舌尖，出尽恶血，以蜡烛油搽之，即愈。　又，生艾捣敷。

舌上出血　槐花炒为末，掺之。　又，头发烧灰，醋调敷之。　又，茅草根、生车前子、乱发各为末，吹擦。

舌梗出血　木贼四钱　煎水漱口，即止。

舌烂　吴茱萸三四钱研末，好热醋调敷两足心，用布捆好，对时一换，甚效。或兼用人中白散治之。见齿部。并治咽舌生疮。

小舌落下　以食盐炒热，点数次即上。先用箸将大舌压住，然后点之。　又，盐橄榄并核烧存性研末，吹之。

补断舌法　凡人遇含刀在口，割断舌头，已垂落而未断，用鸡蛋内白软皮套住舌头，另以天花粉三两，赤芍三两，姜黄、白芷各一两，为末，蜜调涂舌根，以白蜜调白蜡，稀稠得宜，敷在鸡蛋皮上，日敷数次，三日舌自接住，去鸡蛋皮，再用蜜蜡勤敷七日，全愈。　又，如跌扑穿断舌心，血出不止，以鹅翎蘸米醋频刷断处，其血即止。或用瘦猪肉贴之，更妙。　又，活蟹一个，炙干，为末敷上，即能生肌。药宜预制，以备急用。　又，活蟹烧灰、乳香、没药各三钱涂之即生肉。如咬去唇舌，用川乌、草乌为末，摊纸一条，以凉水调合贴之，即不觉疼。

## 齿

固齿方　取老鼠头骨、牙，同盐煅存性，研细，以擦动牙，牙即收上不摇。　又，生竹叶去梗，净一斤，生姜四两，净白盐六两，先将竹叶熬出浓汁，又将姜捣汁同熬，沥渣，将盐同熬干，如遇牙痛，用擦一二次，即愈。名竹叶膏。　又，腊月腌猪羊骨煅灰，研细，每晨擦牙，不可间断，至老而其效益彰。头上齿骨亦佳。

取齿丹　活鲫鱼一条，重十两以白砒一钱入腹内，放无风、无猫犬处，七日鱼身发白毛，用鸡毛拂下，以少许膏药收之，每遇病痛，一边耳手掩枕之，额微汗，愈。又，黑山栀、桑叶二味泡汤，乘热漱口，不痛乃止。又，冰片、朱砂等分共研末，擦之。　又，瑞香花含之即止。　又，火硝、雄黄、元胡粉共为末，擦患处，效。　又，雄黄、没石子各一钱，细辛五分，共为末，左痛用少许吹入左鼻孔，再用少许吹入右耳，右痛吹右鼻、左耳。

风热牙痛　大黄瓶内烧存性，研末，早晨揩牙漱口，名紫金散。并治一切牙痛，去口气，大效。　又，甜瓜蒂七枚，炒研，麝香少许，和之，绵裹咬定流涎。

风火牙痛　松木节一小片咬痛上，立止。　又，杉树皮煎汤漱之。　又，辣椒根即辣茄根煎浓汤含漱。又，五倍子末冷水调敷腮颊，甚效。　又，生地捣烂，加潮脑少许，不可过多捶匀贴患处，吐出涎水，神效。又，苋菜根烧灰敷之。　又，生丝瓜一条擦盐少许火烧存性，研末频擦，涎尽即愈。腮肿用水调末敷之，极效。　又，北细辛、北五味各二分共捣为丸，塞痛处，立效。

风虫牙痛　皂角子末绵裹，弹子大两个，醋煮热，更互熨之，日三五度。

虫牙痛　雄黄末和枣肉为丸，塞牙缝，日换数次，极验。　又，蛇床子三钱煎汤一钟，乘热漱二次，即止。又，川椒盐水炒，七钱，枯矾三钱，共为末，每日擦牙，甚效。

立止牙痛　荜茇一钱　川椒　石膏各五分　青盐四分共为细末，点痛处即止。

牙齿肿痛　李根白皮煎水含漱。　又，隔年糟茄烧灰，频频干擦。　又，酱茄陈年者佳，烧存性为末，掩患处。

齿根肿　松毛一把　盐一合　以好酒三升煮取一升含之，冷即吐，瘥即止。　又，马齿苋嚼汁，含之。

阴虚牙痛缓痛者是　生附子研末，口水调，敷两足心，极效。　又，胡桃壳四五斤打至粉碎，加川椒、食盐各少许，熬成浓汁摊冷，时时漱齿，甚效。

打动牙疼　蒺藜子或根为末，日日揩之。

牙龈肿烂出臭水　芥菜根烧存性研末，连敷六七次，效。　又，瓦松、白矾各等分水煎漱之，立效。　又，刀豆壳烧灰，加冰片，擦涎出，即安。

走马牙疳牙根腐烂者是　凡大人热病之后，及小儿痘症后，火毒流于胃经，致有此患，势甚危急，甚则落牙、穿腮、透鼻，一二日即能致命，故有走马之名，言其骤也。此症有五不治：不食烂舌根者不治；黑腐如筋者不治；白色肉浮者，为胃烂，不治；牙落穿腮，鼻臭不堪闻者，不治；山根上发红点者，不治。如是凶险，命在须臾，急用生大黄三钱，丁香十粒，绿豆二钱，共研末，热醋调敷两足心，最为神效。仍照后金鞭散治之，庶几十可救五。　又，名金鞭散。绿矾五两，煅赤透　人中白三两，煅　明雄二两　真麝香顶上梅花冰片各一钱　先将银针挑刮，去腐肉紫血，然后将药研末敷之，吐出毒血恶涎，方能愈也。　又，名赤霜散，专治走马牙疳。用红枣一枚，去核，红砒一粒，如黄豆大，扎好放瓦上，炭火炙枣枯尽为度，取出用碗盖住候冷，加顶上梅花冰片一分研末，将患处洗净吹入，甚效。久烂之孔，生肌亦速。　又，柳花烧存性，入麝香少许搽。　又，陈年南枣核烧灰研末掺之。　又，屋上猫屎，经过霜雪雨淋日晒色已白者，取下瓦上炙灰研细，放在地，俟冷加冰片少许研和吹之，虽延及喉间者，立愈。　又，蒲黄炒擦即愈。　又，生附子一钱，生半夏二钱，加葱白共捣烂，扎脚底，男左女右，鼻内有气出，即愈。　又，名人中白散，治男妇大小走马牙疳。并治咽喉腐烂红赤，舌肿龈臭映血，牙床溃腐等症，极效。人中白　儿茶　真青黛　真硼砂各

一钱 薄荷 元胡粉 马屁勃各五分 顶上梅花冰片二分 共研极细如灰面细，放舌上无渣为度掺之。如病重者，加真犀黄三分，珍珠五分，其效更速。咽喉痛用笔管吹入，日三次，夜二次，更妙。

牙疳痛 蜒蝣一条用细夏布包之，揩在患处，二次效。 又，黄柏末、青苔各一钱，冰片一分，研细擦。

牙缝出血一名牙宣，又名牙衄 苦参一两 枯矾一钱 为末，日三揩之，愈。 又，枯矾敷擦。 又，童便温热含之，立止。 又，五倍子烧存性研末敷之。 又，百草霜即锅底下煤敷之。 又，梧桐泪研细末，纳缝中，即止。 又，黄豆渣即豆腐店中取过黄豆浆之渣。黄豆为佳，黑豆不可用敷之立止。

满口牙齿出血 马粪烧存性搽之，立愈。

牙齿稀疏 炉甘石煅，研 石膏各等分 日日搽之，不可刷动，久则自密。

牙关紧闭 盐梅擦牙上，涎出即开。

齿折重生 雄鼠脊骨为末，每日擦揩折处，一月内即生。 又，雌雄鸡屎各十五颗焙研，入麝香末，一分，先将牙根以针挑破，血出敷之，十日之间即可重生。

齿黄 糯米糖烧取白灰，旦旦擦之。

## 须

乌须法 五倍子一两 铜绿三钱，炒红，用醋淬之。醋不宜多。再炒再淬，凡三次，研碎　青矾二钱，炒研　生盐五分，炒　先将五倍子研碎，用铜锅炒至出油成团，放地上摊冷，再将各药研碎，用好烧酒调成面糊样，蒸至镜面为度，不宜久蒸。先用皂角水洗须一次，又用茶洗一次，将药乘热浓染，俟干用热水洗去，其须光润如漆，可保两月不白。　又，落花生净肉炒极焦黑，研极细，捻须，一二日后，色黑如漆。　又，酸石榴结成时，就东南枝上拣大者一个，顶上开一孔，纳水银五钱于中，原皮封之，麻扎定，牛屎封护，待经霜摘下，倾出壳内水，用鱼鳔笼指蘸水捻须，久久自黑。

拔白还黑　先将白须抉去，用猪胆涂孔中，即生黑须。或用白蜡点孔中，不再白也。

## 腮　颊

腮颊热肿　赤小豆末和蜜涂之。或加芙蓉叶尤效。又，老丝瓜烧存性研末，清水调涂。

颊车开不能合　皂角末吹鼻，嚏出即合。

下颏脱落　真乌梅捣融为饼，塞满牙尽头处，张口流涎，随手掇上。或口含乌梅一个，亦效。

痄腮　葱煎水尽洗，即消。　又，赤小豆为末，醋调敷。　又，山栀末、飞面各等分，猪胆汁、好醋各半，薄调敷之。

羊须疮　小红枣烧枯存性，研末清油调敷。　又，诸药不效者，以旧棉絮胎烧灰，麻油调涂，立愈。

## 颈　　项

项软　五加皮为末，酒调敷顶骨上，干则再易，湿者敷之。

项强　黑豆蒸熟，纳袋中枕之。　又，生桃叶蒸熟，入袋中，著头上熨之。　又，蓖麻叶捣敷，效。

项后结核，或赤肿硬痛　生山药一挺，去皮　蓖麻子二个　同研贴之，神效。

闪项促腰　真硼砂研粉，以灯芯蘸点眼四角，泪出即松，连点三次，立愈。

燕窝疮本名发际疮，生头枕骨下发尽处　铜灯盏内青垢刮下，研烂擦之，神效。

对口疮　妇人头上油垢三钱　黑背鲫鱼一个，约一两　猪眼稍一对　同捣烂，敷之。　又，象贝母研末，敷之。又，雄猪眼稍肉三钱剁烂如泥，加滑石末，四钱和匀敷患处顶上，以膏药盖之，拔去僵肉，放出黄水，即愈。

瘰疬　破琉璃烧灰，菜油调搽，神效。　又，蓖麻肉、嫩松香等分千捶摊贴。　又，蜈蚣一条瓦焙研末，油调敷。　又，用铅三两铁器中熬久，当有脚如黑灰，取此灰和脂涂疬上，或用醋调涂，以旧帛贴之，数换，旧帛拭去恶汁又贴，如此半月许，不痛不破不作疮，内消为水而愈。并治痰核。

## 咽喉

紫袍散治十八种喉风　青黛水飞　石青　雄黄各一两　胆矾三钱　人中白　硼砂　元明粉各五钱　黄连二钱　真冰片五分　共为细末，磁瓶收藏，勿泄气，急时以二三分吹喉，愈。

单双喉蛾又名喉痹　生于咽喉关上者轻，关下者重。此症喉闭，片时即不可救。若男子从鼻梁中心寻至顶门，妇人则从脑后寻至顶上，小儿则看两手虎口，如有水泡红子，即用银针挑穿，喉蛾即破。忌见灯火。一面用老蒜捣融，如蚕豆大，敷经渠穴在大指下手腕处，寸脉后即是，男左女右，用蚬壳盖上扎住。用别物盖亦可。片时起水泡，银针挑破，将水揞净，以去毒气，立刻安痊。再服甘桔汤金银花二钱　甘草一钱　桔梗八分　牛蒡子钱半　水煎服，以免后患。无药之处，不服亦可。此方屡试神效。　又，手指甲烧灰吹入，其蛾立破。或用灯草烧灰吹入，亦验。　又，治走马喉痹、喉蛾气绝者，用巴豆一粒，去皮，麝香一分，同研匀，以绵裹，随所患左右塞鼻中，如左右俱有，用二枚左右俱塞。

喉闭乳蛾　鸡肫皮勿洗，干烧为末，用竹管吹之，立愈。　又，燕子窠泥、雄黄等分，共研为末，以堆花烧酒调敷咽喉外两旁，即愈。　又，喉间方觉胀满起泡者，急以食盐用搓手掌心，盐干复易新盐搓之，数刻即消。　又，马兰汁漱之，即愈。　又，土牛膝根生掘洗净，忌铁与油，须用指甲摘断，入磁碗中，滴入人乳和拌，用木锤捣烂，然后将碗坐热水中，熬出药汁，以茶匙挑药汁，灌入鼻中，男左女右，片时肿消疾愈，神效。

喉痹　矾石一两　水三升　渍洗手足。　又，肿痛者，用芥子末水和敷喉上，干即易之。　又，肿塞不通者，用箬叶、灯草等分烧灰退火性吹之。

喉肿难食　韭一把捣熬敷之，冷即易。　又，薤根醋捣敷肿处，冷即易。　又，苦酒和黄柏末敷之，冷即易。　又，白面和醋涂喉外肿处。

咽喉卒塞　无药处以皂角末吹鼻取嚏，用李树近根皮磨水涂喉外，良。

缠喉风噤口　急用牵牛鼻绳，将穿鼻一段烧存性吹之，甚效。　又，牙皂一两，去皮弦研末，醋调敷外颈上，干即易，极效。并治乳蛾。　又，芒硝一两，白僵蚕五钱，甘草二钱五分，青黛一钱，共研细末，每取二三分吹之，效。　又，蟢子窠十余个，墙上者佳瓦上焙取灰，加冰片少许吹喉，神效。一方只用蟢子窠，无冰片。　又，僵蚕炒，去丝嘴、白矾各二钱，共研细末，加冰片少许吹喉。

急喉风　巴豆一粒　不拘何物包好塞鼻孔，男左女右。　又，巴豆七粒，细辛八分，共研末，用绵裹，随患左右塞鼻孔，双蛾左右换塞，肿消去之。　又，年久尿壶垢瓦上炙研细，吹入立愈。

喉症开关方　牙皂、巴豆共为末，米汤调刷纸上，晒干作捻子，点火以烟熏鼻孔，立能开口，鼻流涕涎。专治十八种喉闭。　又，头发、指甲各煅存性，红纸卷筒吹患处男右用女左指、发，男左用女右指、发，女右用男左指、发。

喉中结块，不能水食，危急欲死　胆矾噙口内，恶涎吐尽自愈。

喉卒攻痛　商陆根切，炙热，隔布熨之，冷即易。又，捣艾敷之。

忽然口不能言　附子研末，吹入喉中，即愈。

喉内生疮，鼻孔亦烂　若作喉风治立死。用白盐梅一个烧存性，枯矾一钱，穿山甲炙，一钱，共为末，吹喉中，神效。或用人中白散见齿部治之。

喉癣　刀豆壳烧灰，以二三厘吹之，立效。

风火喉癣　秋蝴蝶花根二两，即射干秋间开黄花者是洗净捣烂，甜酒煎汁，含口中漱三五次，吐出再换再漱，可以除根。

烟筒伤喉，出血不止　桂圆核去外面黑皮，唯取内核仁，焙捣为极细末，看喉中伤处，用笔管安末吹之，即定疼止血而愈，屡效。并治刀伤出血。

鱼骨鲠喉　午日午时，韭地上面东不语，取蚯蚓粪泥藏之，圆如碎珠，粒粒成块为妙，遇鱼骨哽喉，用少许擦咽喉外皮，即消。

# 卷三

## 肩腋

担肩痈疖此唯担夫有之　五倍子烧存性为细末，加黄丹用水飞过，醋调敷之，甚效。

腋下狐臭　凤仙花不拘红白，捣成大丸，挟腋下，待干再换，每日易三四次，二三日内，腋下结有黑坠，以圹灰调水点去，永远断根。　又，伏龙肝作泥，敷之良。　又，煮鸡子两枚熟，去壳，乘热各挟腋下，冷弃之三岔路口勿反顾，三为之。　又，好矾石煅研末绢囊盛之，常以粉腋下，不过十度。　又，三年苦酒和石灰敷之。　又，蒸饼一个，劈作两片，放密陀僧末一二钱，急挟入腋下，略睡片时，候冷弃去。如系一腋狐臭，只用一片夹之，神效。　又，密陀僧、潮脑各四两，枯白矾二两，轻粉三钱，共为细末，频擦两腋，擦至半月见效，不可间断，半年愈。　又，姜汁频涂，绝根。又，麝香一分，胆矾二分，水粉三分，取田螺二个，将靥起开，以各药入螺中，过一夜，螺肉即化为水，将水擦腋下，其臭从大便出，宜埋土内，恐人闻则头眩晕也。此方极效，勿轻视。

腋下瘤瘿　长柄葫芦烧存性，研末涂之，以消为度。

## 手

灌甲初起　用磁锋于甲上刨去一层，并用枯矾末敷之，神效。

油灰指甲　每日取凤仙花连根蒂叶捣敷指甲上，用布包好，一日一换，月余愈。

指头畏冷　天气不寒，指尖作冷，名曰螺疮。用醋和盐调匀，将指头泡入，自愈。

手丫枝痛　痛苦无奈者，以通草屑为末，用鸡子清调涂，即愈。并治各手指缝生疮肿烂。

手指掣痛　用酱清即酱上汁水和蜜，温热浸之，效。

指头麻木痛痒　取蜒蝣和银朱共捣擦之。若迟延不治，必生蛇头蛀节等疔。蛇疔治法载疔疮门。初起多擦几遍，即消。

指节生疮　名蛀节。用生黄豆嚼融敷须先漱口再嚼，即愈。

甲疽　凡指甲边生一赤肉突出，时常举发者，甲疽也。用狼毒一钱、黄芪二两醋浸一宿，入猪油五两微火上煎取二两，绞去渣，退火气敷之，日换三次，神效。又，乳香、胆矾研细末时时敷之。此症须剔去甲，不药亦愈。若已成疮，久不愈者，此方甚效。　又，皂矾五钱，火煅，候冷研末，先以盐汤洗疮拭干，以矾末敷之，旧绸裹定，一日一换，神效。

脱骨疽　此症生手足各指，或云生手足第四指者是。或指头，或指节、指缝。初生或白色，痛极；或如粟米，起一黄泡；其皮或如煮熟红枣，黑色不退。久则溃烂，节节脱落，延至手足背腐烂黑陷，痛不可忍。顶大甘草研极细末香麻油调敷，要敷极厚，一日一换，不可间断。忌食发物，并忌抓擦，不出十日即愈，真神方也。或用甘草嚼融厚敷，干随换，日夜不断，数日必愈。

虎口并各手指缝生疮，或肿，或烂，痛不可忍。若不早治，即烂入手　鲜蒲公英捶融敷之，数日即愈。又，白芷、滑石、黄丹各等分，研极细末敷之。并治手指缝触着纸角、衣角痛痒破烂。　又，白及三钱，研末，蟾酥一钱，共和鸡子清搽之。

手掌连虎口边肿毒　猪肉台上刮下木屑如膏，作饼贴患处，即愈。

手指及掌生黄白脓泡，痛痒无时，缠绵不已，内必有虫　猪肝切片，和桃叶捶融敷之，神效。

拍蟹毒即手大指食指间所生，俗名丫指　用活蟹杵烂涂之。

沸沈[①]伤臂，皮尽脱　猫头骨煅灰敷之，效。

掌中红丝断之，血流不止　用灯火烧之，自能渐收平愈。

---

① 沈　《珍本》同。《集韵》：沈，汁也。

热毒攻手，肿痛欲脱　猪油和羊粪涂之。　又，水煮马粪洗之。

代指　山慈菇研末，醋调敷之。　又，猪胆和蚯蚓捣烂涂之。　又，田螺生捣碎敷之。　又，蜒蝣虫碾末和酱搽，一日愈。　又，取萎黄葱叶煮汁，热渍之。又，蒲公英、苍耳草等分为末，好醋煎浓，浸洗。　又，乌梅捣烂，和醋浸之。　又，甘草煎汤渍之。

手背皴裂　大风子捣泥涂之。

手足皴裂　大萝卜一个，雕空入柏油五钱，安炉火上炖熟，候冷取油，擦患处。　又，白[①]及末水调涂之。

手足皲裂　生白果嚼烂，夜夜涂之。　又，猪脑髓入热酒中以洗之，自瘥。

手足冻疮　山药一截，磨泥涂之。　又，老丝瓜烧存性，和腊月猪脂涂。　又，松香一两，黄蜡五钱，将火化和，带热涂患处。作筒笼指头，并治代指。　又，鸽子粪煎浓，水洗数次，效。　又，冬瓜皮五六两，茄根数两，煎水洗之，自愈。

手足肿　捣苦菜敷之，良。

手足心肿风也　用花椒研末，和盐醋封之，自愈。

手足麻木　桑枝并叶煎汤浸洗。

手足心中忽然肿起，或痛或不痛，或烂或不烂，名

---

① 白　原作自，据《珍本》改。

穿掌，又名擎疽，又名托盘　生附子切片贴之，或用生附子煎水泡之，更妙。数日后，不痛者必然作痛作痒，切不可用手搔，仍用附子泡之，或附子切片，加轻粉一分贴，必愈。　又，溏鸡粪敷之，鲜桑叶捣敷，数次可愈。永戒鹅肉。　又，未破者用白盐、花椒末，等分醋和敷之，已破者勿用。

手足生疮，久不收口　取大路口多人撒尿木板烂成白色者，以炭火煅化，研细末，加冰片少许掺之，效。

手足被窦　夜合树皮，取咀煎，浴。

手足软疼　吴茱萸三两煎汤，热洗三四次，避风即愈。

手足火烂疮　梓叶煎汤洗，仍以叶为末，敷之。

两臂弯、两腿生疮，痛痒，经久不愈　多年风窗上蜊壳烧灰，以腌猪油同捣如泥涂之，经宿即愈。

## 乳

乳头破裂　胭脂和蛤粉用水调敷。　又，秋月冷茄子裂开者阴干，烧存性研末，水调涂。　又，丁香末敷。如燥，津唾调敷。

乳头硬肿　生山药不拘多少捣烂敷之。　又，莲蓬杆一把，或用荷叶杆煎汤熏洗。　又，蚯蚓粪以陈醋调涂。

乳疖初起　巴豆一粒　细辛一钱五分　右焙研，用稀绢包缚塞鼻孔，周时即消。　又，生半夏一粒塞鼻，生右乳塞左鼻，生左塞右，一宿即消。

乳核初起可散，久则成岩　用葱和蜜同远志末敷，忌入口。　又，蚶子壳煅研末，醋调涂。　又，乌头、桂心、甘草各等分，研末，酒调敷。

乳中有块，积久不消　活鲫鱼一个捣烂，去鳞骨，和老酒糟厚敷患处，一宿消。

女子妒乳　生蔓菁根捣，和盐醋浆水煮汁，洗五六度，和鸡子白封之。　又，柳白皮酒煮，令热以熨上，即消。

乳痈红肿疼痛者是，男女皆有此症　白梅杵烂贴，佳。又，地黄捣敷之，热即易。　又，豆腐店棹上做豆腐淋下之水一桶，入锅熬干成膏，冷透火气，厚敷之，干即再敷，乳上结块自消，五七次必愈，屡验。　又，佛手、山药捣敷患处，围露出头，次日即出脓消去，最验。　又，葱连根捣烂敷上，用瓦罐盛炭火盖葱上，一时蒸热，出汗即愈，稳而神效。并治乳吹。　又，白面半斤炒黄，醋煮糊，涂即消。　又，水柳根生擂贴之，其热如火，二贴即愈。　又，大黄、灶下黄土各一分，末，生姜二分，捣末，醋和涂，神效。

乳痈多至二三百头者　柳树根刮去皮，捣烂蒸热，布包熨之，冷则随换，过一宿即愈。

乳痈久不收口　茅屋上陈年茅草，剪尾一束研末，加顶上梅花冰片少许敷之，良。　又，日久肿痛不愈者，用虾酱入好醋蒸热敷之，奇效。

乳痈寒热　蔓菁根叶去土不见水，以盐和捣涂之，热即换，三五次即瘥。冬月用根，须避风。

勒乳成痈　益母草为末，水调涂乳上。生捣罨之亦可。

乳痈窜烂，年久洞见内腑，深陷不愈者　取摇船橹上首手捏处旧藤箍剪下，以阴阳瓦上煐干研末，用竹管扎棚筛，日日掺之，干处以香油调搽，半月必愈。

乳头生疮，痛不可忍　生鹿角三分　生甘草一分　共研末，用鸡蛋黄一个入药搅匀，置铜器中，炙温敷之，日二次，即愈，神验非常。

男女乳上湿疮，脓血淋漓成片，痛痒不休　用蜂壳煅，五钱，轻粉五分，冰片一分，共研末，用银花煎汤调涂，二三次结痂收功。

乳疮肿痛　糯米饭涂之。　又，生萝卜连根带泥捣烂敷，热即易，二三次效。　又，胡麻炒焦研末，以灯窝内油脚调涂，即散。

妇人乳吹，时时吹气有声　朱砂写地支十二字于本妇所戴簪上，唯本命所属之字不写，戴之自愈。初起时用之最妙。

妇人乳忽缩入　急用两手紧紧抓住，取公鸡一只，约重十两内外，连毛破开去肠杂，加真麝香一钱入鸡肚内，覆肚脐上，即愈。

无子食乳，肿痛难消　用本夫穿过包脚布敷乳过夜，肿消痛止，或用本妇现穿之鞋包乳上过夜，亦消。

## 胸

结胸 用初出壳黄毛鸡子一只、生姜四两共捣烂微炒，温摊胸前结实之处，外用绢帛缚定，候半日觉腹中热燥方解去，更以热手揉之。

龟胸 龟尿时时擦之，久久自平。置龟铜盆中，以镜对照，龟见其形尿自出。

胸旁生疮 凡大人小儿胸间两旁各生红白瘰泡，湿烂疼痒，每处直长一条，连生十余个不等，名帘珠倒挂。久则难治，诸药不效。用端午日人家檐口所挂菖蒲，连根叶切碎，瓦上焙枯研末，香油调涂，五六次效。

胸背疼痛而闷，因风寒湿起者，用熨背法 肉桂心 附子 羌活 乌头 细辛 川椒各一钱五分 川芎一钱 共为细末，以帛包之，微火炙令热，以熨背上，取瘥止。

## 心

心口生疽 此名井泉疽，又名慢心锐毒。初起若心口内有块渐大，心口发高，毒陷即死。医皆束手，亦无药治之，唯林屋山人秘方载一法：以本人两手十指，以线量其长短，共有若干，积于一线，放喉管正中处，双环至背脊之中，看两线合拢尽头处为中穴；又以本人中指之中一节，用竹片量准作一寸，放在中穴之左右，各远一寸，各以墨记，分立三穴，如八形，每穴用艾三团，一齐火灸，灸毕全愈。

心窝成漏　一人胸口一片碗大无皮溃烂成漏，脓血时流，经久不愈，用荸荠磨粉掺之，数日即瘥。

心痛危急症奇效方　王瓜一条剖对开，去肉去子，填入明矾末，合住线缚，悬挂阴干，待瓜皮上起霜，刮下研细，藏磁器封固。凡遇急症心痛欲死者，但口有微气，将瓜霜点眼四角，立愈。

心腹冷痛　以布裹胡椒安痛处，用熨斗熨椒，令汗出，即止。并治尸蛀。

心腹卒然胀痛　急煮热汤须百沸者以渍手足，冷即易之。

## 胁

治胁痛　白芥子为末，水调敷痛处。　又，吴茱萸醋调敷。　又，青皮醋炒熨。　又，韭菜连根醋炒熨。又，枳壳、小茴香盐炒熨。

两胁胀痛　炒盐，布裹熨之。

## 背

御寒膏　治背恶寒，及妇人产后风寒，手足厥冷至骨。又治腰痛。生姜半斤，取自然汁，入黄明胶三两，乳香、没药各一钱五分，铜勺内煎化，移在滚汤上炖，以柳条搅至成膏，又入川椒末三钱再搅匀，用皮纸摊贴患处，时以鞋底烘熨之，候五七日脱下，或起小泡，乃寒湿之气外出也。

背热如火　此虚火也。生附子研末，口水调敷两足心。

发背初起　鸡内金不落水者阴干，用时温水润开贴之，随干随润，以愈为度。如已溃，鸡内金同绵絮焙末，搽。　又，生姜一块，炭火炙一层刮一层为末，以猪胆汁调涂。　又，肿焮赤热者，用浮萍捣和鸡子清贴之。

治发背　取猪羊脂封之。亦治发乳。　又，人粪烧灰，醋和敷，干即易。　又，取白面搜围肿四畔，令童子七人尿渍之。　又，以马粪封之，干即易。亦治妇人发乳。　又，鲜王瓜切片贴，周时换。若破烂，先用花椒汤洗净贴。　又，苎根叶熟捣敷之，数易，效。　又，芭蕉根捣烂涂之。并治一切肿毒赤游风疹。　又，冬瓜截去头，合疮上，瓜烂截去再合，以愈为度。已溃者，合之亦能渐敛。　又，滴乳香四两，箬包烧红，砖压去油，净没药四两，照上法去油，鲜油血竭、白色儿茶、上好银朱、杭州定粉、上好黄丹各四两，上铜绿三钱，以上俱各另碾无声，筛极细末，共一处，临时照患大小，用夹连四油纸一块，以针多刺小孔，每张称药末五钱，用真正麻油调摊纸上，再用油纸一块盖上，周围用线将二纸合缝一处，贴患上，用软绢扎紧，自然止痛化腐生新。过三日，将膏揭开，浓煎葱汤，将患上洗净，软绢拭干，将膏药翻过，用针照前多刺小孔贴之。因药甚贵，取其又得一面之药力也。无火之人，内服十全大补汤；有火之人，减去肉桂、姜、枣煎服，兼以饮食滋补，无不取效。至重者用膏二张，百无一失。此方甚奇，以千金得之，用无不效。又，治背疽即溃如碗面见五脏者亦治，用大鲫鱼一枚去肠杂，以羯羊粪实其中，烘焙焦黑极干燥，研为细末，干掺之，神效。　又，治背痈，用芝麻油一斤，黄丹飞，八两，宫粉一两，槐枝数寸，头发一团，洗透，锈钉五七个，洗净土，铜绿五钱，将油烧滚入钉，熬数滚，去钉，入槐枝熬枯去之，入发熬焦又去之，入丹粉铜绿熬成膏，置水中，隔夜取出贴之，其效如神，百无一失。

## 腰

腰痛　芸台子用米醋研涂敷痛处。　又，以黄狗皮裹腰痛处，取暖彻即定。　又，贴腰膏。用生姜一斤，取自然汁四两，水胶一两，同煎成膏，厚纸摊贴腰眼，甚效。

又，菊花、芫花、羊踯躅各二升，以醋拌令湿润，分为两剂，纳二布囊中，蒸之如炊一斗米许顷，适寒温，隔衣熨之，冷即易，熨痛处即瘥。 又，黑大豆一大碗一方作大豆六升水拌令湿，炒热以布裹，隔一重衣熨痛处，令暖气彻，冷即易之。

风冷寒痹腰痛 川乌三个 生捣烂，少加盐水，摊纸帛上，贴痛处，须臾止。

䏚腰有血，痛不可忍 桂心捣末，以苦酒和涂痛处。

腰脊胀痛 芥子末调酒贴之，立效。

腰肾痛 白檀磨水，涂患处。

腰腿风湿冷痛 吴茱萸一茶杯，研末 以黄酒一杯拌匀，炒热摊油纸上，敷患处，用布捆好，立时止痛。如冷再炒再敷。

养元固本暖腰方 广木香 真川椒 大茴香炒 故纸 升麻各一两 川附子五钱 蕲艾半斤 丁香四钱 上肉桂 川楝子各一两 先将艾搓软，次以各药为末和匀，用绫绢做暖腰，入药密行贴肉着，神妙。

闪跌殴打腰痛三仙散 罗裙带叶叶长二尺余，花梗长二三尺不等，花如龙爪，四围下垂。又名龙爪花，与金针花相似而略大，颜色或红或白 杉树皮 槐树皮各等分 煎水热洗，其渣捣融炒热，布包敷之，冷则随换，日夜不断。有人闪跌伤腰，筋已结缩成团，多年不愈，以此敷洗，筋即舒散，数次平复。 又，名生军散。先以葱白捣烂炒热，将痛处擦遍，随以生大黄研末，姜汁调敷，盖以粗纸，一日一换，尽量饮好酒，三日即愈。年余不痊者皆效。并治闪跌内伤，肩挑重物受伤，初时不觉，日久忽然疼痛浮面[①]，按之不痛，或咳嗽牵扯作痛，三五年不愈者，用此亦效。　又，真硼砂研极细末，用灯心点眼四角，泪出即松，连点三次全愈。

缠蛇丹毒　糯米粉和盐涂之。　又，刺鳝鱼尾血同蜒蚰涂。　又，用织机上草辫以陈为妙烧存性，麻油调搽。　又，旧伞纸烧存性，香油调敷。　又，系腰带煅存性，研细，和好酱涂，或加水龙骨和柿漆水涂。

## 肚　　腹

腹痛　骤然急痛，不知何症，只用盐微炒热，以布包盐热熨痛处即止。并治肝胃气及胃脘腹中胀痛。　又，羌活一两，葱白十根，老姜二两，麦面和，炒热，用布包裹熨腹，冷再炒熨。　又，以痧药嗃鼻。

寒火相结，小腹疼痛俗名阴寒　枯白矾一大块　枣肉一大个　连须葱白三段　胡椒按病人岁数，一岁一粒　共研末，用男孩所吃之乳合一处，共捣为丸，安放肚脐上，一炷香时痛止。忌食生冷。

寒症腹痛　或炒葱姜熨之，或炒盐熨之，或用热灰熨之，或用滚水一壶隔布熨之，均止痛妙法也。

---

① 面《珍本》同。疑作肿。

热症腹痛　用铜铁冷物熨之。

虫疾腹痛　如有块硬起者，用手在硬处久久揉擦至一日，其虫即死，从大便出。或查痞疾各方治之。又，川楝肉酒浸，绵裹塞肛门。小儿用煨大蒜塞。

尸疰[1]腹痛，胀急不得喘息，上攻心胸，旁攻两胁痛，或瘰块涌起　煮商陆根囊盛，更互熨之，取效。又，取屋四角茅，纳铜器中，以三尺布覆腹着器，布上烧茅令热，随痛追逐，蹠下痒便瘥。若瓦屋，削四角柱烧用之。

因色欲致手足冷，脐腹痛　用胡椒十五粒，丁香十粒，黄丹一钱，生白矾三钱，共研末，醋调涂脐中，被盖出汗愈。　又，炒葱热贴脐中，冷则易之。

忽然肚黑　铅粉和盐炒焦敷之，立效。

肝腹胀大，亮如水晶　取癞虾蟆六只，将四足扎住，以虾蟆肚皮，在病人肚腹光亮之处轻轻摩擦几次，再取一蟆，照前复摩，用至六只即愈。但虾蟆眉内有蟾酥，须防其迸出射入伤眼，宜用绸帕遮住病人两眼。虾蟆用过后即放水中，使吐毒气，以救其命至要。

气滞腹胀，手背脚膝疼痛　大麦醋糟炒热，布裹熨之，三两换愈。

脐中出水　龙骨醋泡焙枯，研末敷。　又，龙骨、枯矾等分为末，掺之即止。　又，赤石脂研细末敷。

---

① 疰原作柱，《珍本》同。据文义改。

## 遗 浊

梦遗 紫花地丁草捣为膏，贴脐立止。 又，用阔布带，将膝弯一只，或左或右，扣绊项上，令脚屈，睡醒解伸，左右更换，屈伸而睡，自止。 又，五倍子一两二钱醋调为丸，如大黑豆样，点灯后，用一丸填脐内，以小膏药盖上不拘何项膏药均可，日间取下亦可。每夜换一丸，近十日，尽料全愈。

遗精 文蛤研细末，以女儿津调贴脐内，立止。又，阴茎泄，用红杷子即南天竹子烧存性一钱，加冰片五厘，麻油和涂。

赤白浊 椿根白皮三两 干姜 白芍 黄柏各一两 麻油敷黄丹收，摊贴。 又，在浴堂中，不使人知，出一小便，可愈淋浊。

治男子精寒痿弱，白浊遗精；女子子宫虚冷，赤白带下。亦治寒泻 倭硫黄六钱 母丁香五钱 麝香一钱 独蒜丸如豆大，朱砂为衣，每用一丸纳脐眼上，贴红缎膏。红缎膏方：川椒三两 韭菜子 蛇床子 附子 肉桂各一两 独蒜一斤 真香油二斤 浸药熬黄丹收，摊贴。

## 淋 症

治石淋沙淋妙方 白豆蔻连壳 砂仁去壳 白胡椒

真川椒不真不效　各等分，共研末，每用一二钱，入小布袋内，以好汾酒顶上烧酒亦可炖滚，乘热冲入布袋，套上阳头，盖衣熏之，药冷再冲滚酒再熏。一日数次，三日必愈。熏后阳物及肾囊稍觉辣疼，热水洗净自安。一切淋症属虚者，并小便不通皆治。

气淋　脐中着盐，灸三壮。　又，熬盐热熨小腹，冷复易。亦治小便血。

石淋又名砂淋　瓦松煎浓，乘热熏洗小腹，约两时即通。　又，地榆煎浴腰腹。　又，生葱头同生盐捣融，敷肚脐上，其砂自出。

血淋　麻根　发灰　车前子　地骨皮　煎汤洗。

冷淋　寒战后溲，用胡椒煎汤浴腰腹。

急淋阴肿　泥葱半斤煨热，杵烂贴脐上。

## 前　阴

男女交感乐极，精脱而死　用人抱起坐之，以人之口气呵其口，又恐不能入喉，急以笔管通其两头，入病人喉内。使女子呵之，不必皆妻妾也，凡妇人皆可尽力呵之，虽死去亦生。

阳痿　蛇床子煎浓汤浸洗。　又，新凤仙花子又名急性子，研末，三钱，鸦片烟二钱，蟾酥八分，真麝香二分，须于做丸时加入，共为一大丸，外用葱白捶烂包裹，再加纸一二层，用水泡湿，放炭火中煨热，换纸再煨，煨至七次去葱纸，将药改为小丸，如绿豆大，每于将睡先一二时，取二丸，用酒化开，敷阳头上半时，俟阳物举起，将药洗去，然后行事，坚而且久，并能种子，其效如神。　又，大附子一个，重一两五六钱者，鸦片烟五分，硫黄末二钱，穿山甲二片，炙黄，研末，将附子挖空，以各药纳入，用好酒半斤和附子，用文武火煮干，取出捣烂如膏，先用麝香三厘放脐眼内，再将此膏贴上，应验无比。

痨病火动，阳物易举　皮硝放手心内，两手合住，其硝自化，阳物即不举矣。以烧酒和泥敷阴毛上，阳物即复举。总之，阳举即相火妄动，其病难愈，必致贪色亡身，不如不举安心静养为妙。保身惜命者，宜加意焉。

阳物被捆肿大　一小儿被人用头发系住龟头，少时气闭肿大，无法可解，后将小儿坐冷水中，即刻缩小，去发而愈。

飞丝缠绕阳物，肿痛不已　威灵仙二两煎浓汁泡洗。

阳头生疮名下疳　鳖甲烧灰敷。百药不效，用此如神。又，五倍子研末，丝瓜捣烂包敷，虽腐烂不堪，亦效。又，炉甘石一两，火煅再淬，再煅再淬，五次，儿茶三钱，共研末，香油调敷。　又，妇人月经布烧灰，候冷用麻油调敷，或加顶上冰片少许更妙。　又，先用甘草、银花、葱头煎汤洗净，用生橄榄核一个，无则以盐橄榄净盐味代之烧存性，加顶上梅花冰片一分，共为细末，麻油调涂，虽臭烂不堪，敷之即效。　又，白蜜调生甘草末涂或用蜜煎甘草涂之。　又，膽黄磨油搽之。　又，鲥鱼鳞焙干煅研白色，名白龙丹，敷之即愈。　又，土墙上白螺蛳壳煅存性，一钱，五倍子烧灰，二分，灯草灰、黄柏灰、儿茶各五分，轻粉四分，牛黄、冰片各五厘，右为细末，先用皮硝汤洗，次用土茯苓汤洗，后将药敷患处。　又，大红绒一钱，冰片三分，铁锈一分，凤凰衣五分，煅存性，血竭一钱，共研极细末，敷患处，效。　又，下疳阴痒，用生甘草煎浓汤，久久熏洗，外以海鳔蛸去甲研末掺之，立效。

泻烛疳半边溜烂者是。又名蜡烛泻　从内烂出者，将人脚跟上老皮不拘多少，瓦上焙脆为末、黄柏末用猪胆汁拌，晒干再研，掺患处，乌金纸包头。　又，蜒蝣、雄黄各三钱同研敷。

龟头肿痛　儿茶　冰片研细，各三分　甘草水洗后搽。

玉茎湿痒　肥皂一个烧存性，香油调涂。

阴囊肿痛　煨葱入盐杵烂涂。　又，以醋和面涂之，或炙令热敷之。　又，釜月下土以鸡子白和敷之，效。　又，葱白、乳香捣涂，即时痛止肿消。　又，阴肿核痛，人所不能治者，蔓菁根捣烂敷之。

阴肿如斗　取苋菜根捣敷之。　又，捣马鞭草敷之。　又，痛甚者，雄黄、甘草各一两，白矾二两，共为细末，每用一两，滚水五升煎至三升，冲和，洗患处良久，再暖洗至冷，候汗出即瘥。并治疝疼，肾子疼。　又，肿痛如灯笼者，灶口黄土、苍术炒、牡蛎煅，各等分，为末，用纱作袋扑之。

肾子肿痛　牛屎烧灰，酒和敷之，即愈。勿令病人知。

肾子偏坠作痛热而睾丸舒纵也　大黄和醋涂之。　又，棉花子煮汤入瓮，将肾囊坐入瓮口，俟汤冷止，一二次散其冷气，即效。并治阴囊肿大潮湿。

绣球风　五倍子　松萝茶各五钱　为末，茶调敷。又，杉木焙灰，熟鸡子黄炒油调搽。

阴囊肿如水晶，肾子肿大潮湿　灶心土三升　研碎炒热，铺凳上，再以川椒、小茴香各一两研末，撒在上面，将阴囊熏烫，冷则再炒，三次愈。

阴囊忽然肿大，多因坐地所受风湿，或虫蚁咬[1]着所致　蝉蜕五钱　水煎洗肿处，二三次[2]即愈。　又，雄黄、枯矾茶调敷，随敷随效。

肾劳热，阴囊生疮　麻黄根　石硫黄研，各三两　米粉五合　右共捣研，如常用粉法搨患处，粉湿更搨之。

阴囊生疮　花椒七粒　葱头七个　煎浓汤洗之。又，绿豆粉、蚯蚓粪等分研涂之。

阴疮烂痛　杏仁烧黑，研成膏，频敷。

阴痒生疮　胡麻嚼烂敷之。　又，煮桃皮和黍米汁洗之。　又，烂煮黄柏洗之，又用白蜜涂之。　又，黄连、黄柏各等分，为末，先煮肥猪肉汤洗之，然后以

---

① 咬　原作吹，《珍本》同。据文义改。
② 次　原作处，据《珍本》改。

药敷。

阴囊烂尽，只留二子者　凤仙花子　甘草等分　为末，麻油调敷，即便生肉。

阴囊油湿　以饭汤洗之，后用六一散数钱加冰片一分搽之，二次即愈。

阴囊湿痒　麸炭、紫苏叶共为末，扑之。　又，荷叶三个，吴茱萸三钱，煎汤洗之。　又，地骨皮二两，吴茱萸五钱，煎汤，久久熏洗，三五次愈。

阴下湿痒　槐树皮炒　煎水日洗。　又，蒲黄末敷，数次愈。　又，矾石熬令汁尽、蛇床子、黄连各三分，为末，盛疏布袋中，扑患处。

肾风阴痒　以稻草烧皂角，烟熏十余次即止。

肾囊痒　干者用油核桃研油润之。湿者用炉甘石灰、蛤粉末掺之。　又，干荷叶摘碎，以口水润软，贴痒处，立效。　又，艾叶、苏叶、明矾各三钱，煎水洗之。

阴奇痒难忍　用青夏布旧蚊帐烧存性，麻油调搽，即愈。并治走游风。

各种疝气初起，寒热疼痛，如欲成囊痈者　新鲜地骨皮　生姜各四两　共捣如泥，以绢包于囊上，其痒异常，一夕即消，永不再发。

湿疝阴丸作痛　蕲艾　紫苏叶烘　川椒炒热，各三两　右三味拌匀，乘热绢袋盛，夹囊下，勿泄气。

疝气偏坠　用肥姜切片铺凑板上，上堆蕲艾一尖，点火烧之，候将完，即乘热带火连姜并艾捣极烂，将鲜菜叶一大片，放手掌内，即以姜艾摊匀菜叶上，用手向肾囊底下托之。初时其冷如冰，须臾滚热，通身出汗而愈。 又，牡蛎煅、良姜共为末，用津唾调涂之，立消。 又，苦楮树叶半斤煮滚放坛内，先熏后洗，每日数次，甚效。 又，大茴香炒热，作两布包，更换熨之。 又，生石菖蒲、柑子叶、京茴香各一钱捣极融烂，置酒壶内，加开水一碗，将壶入锅内，隔水烫滚，于患处隔衣频频熨之，止痛如神。 又，蓖麻子七粒和饭捣为丸，敷脚心，左痛敷左，右痛敷右，双痛双敷。又，凡患偏坠，如服荔枝核、小茴香等药不效者，此热症也。取芙蓉花根要丹心者用皮捣极融烂，加大黄末敷患处，二三日必愈。

小肠气 川楝子 吴茱萸 小茴香 共研末，用飞面一合和药盛注于红色绸肚兜内，束小腹上，药末易于垂下，须细针密线横切为妙。

蚯蚓呵肾 盐水汤温洗，数次即愈。

肾茎肛门瘙痒 陈葫芦烧存性，研细末扑之，效。

阴毛生八脚虱 白果嚼融擦之。 又，桃仁嚼融擦之。

房劳阴毒 胡椒七粒 葱心二寸半 麝香一分 捣烂，以黄蜡溶和，做成条子，插入阴内，少顷汗出即愈。

便毒肿痛 初起时以肥皂捣烂敷之，甚效。 又，生菖蒲根捣敷之。 又，皂角炒焦、水粉炒，等分碾末，以热醋摊贴患处，频以水润之，即效。

**鱼口**生左胯名鱼口，右胯名便毒　初起未成脓者，以五倍子炒黄，研末入百草霜等分，以醋调涂患处，一日一夜，即消。

**鱼口便毒**　初起便如小核桃，用瓦松花捣浓汁敷上，即效。或焙干为末，以鸡子清调敷，不出脓自效。

## 后　阴

**大肠脱肛不收**　蜗牛瓦上焙枯研末，一两，桑树蜗牛更好猪油调敷，立效。　又，甲鱼头焙枯研末，麻油调敷，或以纸托患处。　又，大螺蛳一个入顶上梅花冰片一分，即时水出，敷之神效。　又，赤石脂、伏龙肝、枯矾共为末敷之。　又，熬石灰令热，布裹熨之，随按令入，冷即易。　又，蝉退末菜油调敷，立效。　又，鱼腥草即蕺草，三两擂如泥，先以朴硝水洗肛疮，用芭蕉叶盛药坐之，自入。　又，猪脂一两炼去渣，入蒲黄末一两调匀，涂肛，即缩。　又，苎蔴根捣烂，煎汤熏洗。又，胡荽切一升，烧烟熏之，即入。　又，名缩肛散。鳖头一个，煅　枯矾三分　五倍子三分，煅　共研极细末，掺之。　又，名倍矾煎。五倍子三钱　白矾少许　共为末，水一碗，煎汤洗之，立效。若妇人产后脱肛，五倍子末掺之。

**小儿脱肛**　凡小儿脱肛不收，久则坚硬难入，用连须葱斤许煎汤入桶内，坐上乘热熏之，随后慢慢洗软，再照以上各方用药敷之即上。

肛门忽肿此肺胃湿热下注也　带壳蜒蝣十数个，即蜗牛捣烂涂之即消。

肛门肿痛　马齿苋叶　酸浆草等分　煎汤，熏洗，一日一次，效。并治脏毒。

下部虫䘌　梅叶、桃叶一斛，杵烂蒸热，纳小器中，隔布坐蒸之，虫尽死。　又，杏仁杵膏频敷。　又，虫痒者，蒸大枣取膏，以水银和捻，长三寸，以绵裹，夜纳下部中，明日虫皆出。

下部卒痛，如鸟啄之状　赤豆　大豆各一升　蒸热，作二囊，更互坐之即止。

下部痔疮　生白果杵涂之。

肛门生疮　鸡肫皮烧灰研末，候冷干掺之，自愈。

肛门鼠瘘　蜘蛛丝缠之即落。　又，蜣螂烧末，醋和敷之。　又，未成脓者，以柏叶捣涂，熬盐熨之即消。

脏毒肛门突肿，大便秘结，肚腹不宽，小水不利　木鳖肉五个研如泥，安盆内，以沸汤冲洗，另用木鳖研成泥，少许涂患处，效。　又，象粪煎水，先熏后洗。并治痔疮肿痛。

治五痔方　取桃根煮洗之。　又，取槐根煮洗之。又，十年者，涂熊胆取瘥止。一切方皆不及此，神效。又，桃叶一斛，细糠、胡麻各一斗，熬，右三味合蒸之，取细糠熟为度，纳小口瓮中，将肛门坐，桃叶气熏入，虫尽出，甚效。

治痔方　生槐皮十两削去黑皮捣熟，丸如弹子大，绵裹纳下部中，大效。　又，鲤鱼肠三具以火炙令香，用绵裹纳下部中，一食顷虫当出，鱼肠数数易之，尽数枚当瘥。　又，凤尾草熬水洗之。　又，以肥大枣一枚剥去赤皮，取水银掌中，以唾研，令极熟，涂枣瓤上，纳下部中，瘥。　又，冬瓜煎汤洗之。　又，皮硝五钱入小便壶内，开水冲出熏洗之。　又，郁金为末，水调敷之。　又，芥菜末捣饼，频坐之。　又，胡黄连末，用鹅胆汁调敷。　又，木槿根煎汤，先熏后洗。　又，五倍子三个，皮硝一撮，水二碗煎浓，先熏后洗，一二次即愈。　又，枯痔法：红矾五厘　蝎梢七个　白明矾五钱共入银罐内，文火煅末，入朱砂四分，冰片五厘，同研，真麻油调涂，十八日瘳。此方乃专门医痔者所不乐闻也。

内痔　内痔落下，用大甲鱼头一个煅为末，涂痔上，即刻收进，甚效。　又，内痔不出，以草乌为末，口水调点肛门，痔即拔出，乃可用药敷治。　又，蜒蚰虫七个，银朱细末，一两，入罐封口，放阴处七日，启视化为水，以湿朱搽患处，久搽自愈。

肠痔　以谷子烧末敷之，深者导之。　又，捣槐白皮作屑粉以导之。　又，以蘩蒌烧灰，矾石熬和为粉，粉之。　又，肠痔出血者，葱白三斤煎汤熏洗，立效。

止痔下血　蜒蚰一条用盐泥裹煨通红，去泥，用硼砂、朱砂、雄黄、冰片共为极细末，入龙骨少许更妙，大便时，乘其脱出，以细草纸盛药少许，托之使入，大效。

痔痛难忍　虾蟆头阴干烧烟熏之，奇效。　又，蜒蝣捣烂和陈墨敷之，极效。

痔漏肿痛　隔年风干橙子于桶内烧烟熏之。　又，先以木鳖子煎洗，旋以葱涎和蜜敷之，其冷如冰，即愈。

痔痒痛如虫啮　菟丝子熬令黄黑末，以鸡子黄和涂之。　又，猬皮烧灰敷之。　又，杏仁熬令黑，捣膏涂之。

翻花痔　木瓜为末，鳝鱼涎调贴之，纸护。

坐板疮疥　初起者用芫花、川椒、黄柏煎水洗，即消。　又，丝瓜皮焙干为末，烧酒调搽。　又，海螵蛸五钱，雷公藤三钱，共为细末擦之，干则以菜油调敷。

悬痈即骑马痈　纺车上弦线烧灰，麻油调敷；已溃者干掺，亦效。　又，雄黄二钱，密陀僧一钱，研细末，水调敷。

下部湿疮　马齿苋四两研烂，入青黛一两和涂。

## 二　便

大小便闭塞不通　以病人坐桶上，烧皂角烟熏自通。　又，雄鼠粪两头尖者是研末，纳脐中。　又，独头蒜去皮，绵裹纳下部，气立通。　又，全葱一斤，不洗，生姜一块，淡豆豉念粒[①]，加盐一匙，共捣烂作饼烘热，扎脐上，久之气透自通。　又，食盐炒热候冷，填脐中，艾灸七壮，立通。　又，男女大小便不通，危在顷刻者，用田螺十个，葱白七根，麝香五分，轻粉一分，共捣成泥，敷脐上，隔布数层，以熨斗熨之，立效。

大小便热结不通　大田螺二个捣烂，加青盐三分，贴脐下一寸三分，即通。

大便不通　用麝香包肚脐内，一二时即通。　又，生姜削长一寸，涂盐纳下部，即通。　又，猪胆汁灌入肛门即通。加好醋少许，治大便热闭更妙。　又，甜瓜蒂七枚研末，绵裹塞下部即通。　又，气奔欲死者，乌梅十个汤浸去核，丸如枣大纳下部，少时即通。

大便虚闭　张仲景《伤寒论》云：阳明病自汗，小便反利，大便不通者，津液内竭也。用蜜二合铜器中微火煎之，乘热捻作条，或以好蜜煎膏滴冷水中，即硬为度。大如指，长半寸许，候冷涂油纳粪门中，少顷即通。或加麝香、细辛、皂角末和匀，捻成条，浸冷水中候硬，推入谷道。凡年老气衰，妇人新产，及久病之后，下不可，不下不可，则宜用此，其效甚速。并治大便热闭。

小便不通此症寒热虚实不同，治无一定，每用一方，俟过一二时不效方可另治，不得性急，乱投自误　猪尿脬一个　用鹅毛管插

---

① 念粒　即二十粒。

入尿脬孔内，线扎定，用口吹气胀满，以手按住管口，将管口插入小便孔上，用手捻，气透入孔内，小便即出。诸药不效者，此法最妙。妇人更效。　又，甘遂末水调敷脐下一寸三分，内以甘草梢煎汤饮之。　又，韭白煎浓汁，洗脐下一寸三分即通。　又，莴苣菜捣敷脐下，一二时即通，神效。　又，猪胆一个留汁，以阳物插入胆中，少顷汁入自通。妇人以胆汁滴入阴中。又，苎根洗净，捣摊绢上，贴小腹连阴际，须臾即通。又，皂角、葱头、王不留行各数两，煎汤一盆，坐浸其中，熏洗小腹下体，久之热气内达，即通。　又，白凤仙花连根叶熬水，乘热洗肾囊阳物及两胯内，即通。又，黄酒浸脚。　又，蓖麻仁三粒研细，入纸捻内插入茎中，即通。　又，半夏末加麝香少许填脐中，用葱白、田螺二味捣成饼，封脐上，以布捆定，下以皂角烧烟，熏入阴中自通。妇女用皂角煎汤，洗阴户内。　又，蜗牛捣贴脐下一寸三分，以手摩之。加麝香少许更妙。又，热结不通，刮滑石屑水和涂少腹及绕阴际，干复涂之。　又，遍身水肿欲死者，以青布十七层贴脐下，用滚烧酒一大壶熨之。

小便闭胀　葱白三斤剉炒，帕包二个，更互熨小腹。

老年小便闭塞　上肉桂五钱为末，纳入脐内，以葱和面作饼盖之扎好，小便立通。

小便转脬　葱管吹盐入玉茎内，甚效。　又，布包蒲黄裹腰背，令头至地，数次取通。

小便出血　莴苣菜捣敷脐上。

肿毒未溃，小便不通　用葱切，入麻油煎至黑色，去葱取油，时涂肿处即通。

## 足

脚气肿痛　白矾二两　地浆水一大碗。于净土地上掘二三尺深，用新汲水倾入搅浊，少俟澄定，取半清半浊者，吹去浮沫用。新杉木三四片　煎六七滚，用杉木桶新者更佳盛一半浸脚，留一半徐徐添入，上用衣被围身，使略有微汗，洗完随饮薄粥。如一次未愈，再洗一次，照前方加硫黄三钱，无不愈矣。　又，以盐搽痛处，少时用热水洗之，神效。　又，用紫荆茎于坛中烧烟，熏涌泉穴及痛处，使汗出，愈。　又，皂角、赤小豆为末，酒醋调贴肿处。又，水煮杉木或用杉木刨花浸，捋脚去肿满甚验。　又，白芷、芥子等分为末，姜汁和涂之。　又，取蓖麻叶蒸裹，日三易，即瘥。

脚气走疼　萝卜煎汤洗之，仍以萝卜干为末，铺袜内。

脚气腿胫红肿　枸杞叶、凤仙花叶共煎浓汤熏洗，并生捣融敷。　又，大田螺捣烂敷之。并治脚气上冲。

脚膝浮肿　荷叶心　藁本等分　煎汤淋洗。

脚筋挛痛　木瓜数枚，酒水各半煮烂捣膏，乘热敷痛处，绵裹之，冷即换，日三五度。

足上转筋　肝血虚烦所致。治有三捷法：一则手拔玉茎，妇女则手拔乳根；二则脚踏实地；三则口念木瓜。　又，黄蜡半斤融化，摊旧绸上，随患大小乘热缠脚，须当脚心，便着袜裹之，冷则随换。并贴两手心。又，以旧绵浸醋中，甑蒸热裹之，冷即易，勿停，取瘥止。

脚足麻木　用木瓜一个，黄豆半升，地骨皮、透骨草、艾叶、川椒、槐条各二两，煎汤熏洗最效。

老人腿脚疼痛　烧酒糟初出时，乘热将腿足插入，熏浴数次即止。

赤游风脚腿红肿　芭蕉根捣烂涂之，效。

流火　鲜紫苏、鲜凤仙花二味洗净，连根叶捣烂，放木盆内，以滚水冲入，将脚架盆上，熏至可洗，以软绵洗之，立愈。数十年者，不过三四次不发矣。　又，夏枯草一斤水二碗煎，放瓮内熏之。　又，马前子磨水涂，二次止痛而愈。

膝上生痈名牛头痈　连须葱头二三两切碎，用糯米饭乘热拌敷，重者五六次，亦消而愈。

臁疮　棉花子炒脆，取末，填满疮内，扎好，不可开看，自然收功。虽三年贴骨之疮，亦验过。　又，蒜杆烧灰，香油调涂。　又，人乳、桐油等分和匀，以鹅毛扫涂。　又，豆腐渣炒热敷，冷即更换，以愈为度。又，木耳瓦上焙枯，研末敷。　又，名夹纸膏。樟脑三钱　铜绿一钱　用猪板油和药捣烂，以油纸夹之，贴患处一二日，翻转贴三四日，脓尽而愈。如四日后脓尚未尽，再换一纸即效。

烂腿　水龙骨研碎，桐油调敷。　又，黄丹三钱，白芷焙，五钱，研末，用麻油调匀，摊油纸上，双折，将针刺细孔，贴患处，两头只用带拴住，使得透气，一日一换，效。

寒湿脚痛　川椒一两　葱一把　姜三两　水数碗煎汤熏洗，肿消痛止。

两足痛如刀割　先用生姜切片，蘸香油擦痛处，随用生姜火烧熟捣烂，敷患处，其痛立止。

脱疽　此症生于脚趾，渐上至膝，色黑内痛不可忍，逐节脱落而死。亦有发于手者。用土蜂窠研细，醋调搽，应手而愈，真神方也。

脚丫奇痒难受　用硫黄擦之，擦后再用硫黄厚敷，布包穿袜，一日一换，数日断根。切忌用手搔擦。

脚丫烂疮　陈火腿骨米泔水漂尽盐味，烧枯研末敷。

脚指缝烂　五倍子煅，三个　冰片五厘　茶油调敷。又，鲜鹅掌黄皮阴干，烧存性为末，掺之极效。　又，桂圆核烧灰，掺之立效。　又，陈松萝茶末掺之。

脚上皮蛀　生水孔而皮湿烂者，用豆腐渣不落水者贴三日即愈。

脚疰　麦柴杆煎汤频洗。

脚冷如冰　生附子二钱　好酒曲三钱　共为末，烧酒调敷足心，甚妙。

脚多汗湿　杨花铺鞋及袜内穿之。

脚底开裂　白及刮取细末，用口水调敷。

远行脚上成泡　生面和水调涂。

远行脚肿　草乌　细辛　防风各等分　共为末，作护膝或衬鞋底。并治膝风及腰冷痛。　又，萝卜子炒，研末，白矾研末，共铺鞋底，远行脚不作痛，极效。

钉鞋打伤足跟　羊皮金面贴伤处，过宿即愈。又，脚胫被靴山擦破者，用白蜡五钱，藤黄一钱五分，入麻油融化，涂伤处即消。

脚碱　荸荠半个贴患处过夜，次晚再贴，五六次，其碱连根脱出。　又，葱头、荸荠捣汁一碗煎，再取松香四两，麻油半斤，熬至滴水成珠，方入前汁，摊膏贴，即落。

脚生鸡眼　真乌梅肉捣烂，入醋少许，加盐水调匀，贴之即消。　又，荸荠一个，荞面一钱，共捣融贴上，一昼夜自落。　又，地骨皮、红花共研细，敷之立愈。　又，生白萝卜口嚼如泥，敷之止痛如神。

嵌甲作痛不能行履　浓煎陈皮汤，浸良久，甲肉自离，轻手剪去，以虎骨末敷之即安。　又，胡桃皮烧灰贴。

# 疔　　毒

蜘蛛拔毒法　先将疔头用磁片刺破，寻活蜘蛛一个，越大越好放疔疮上，蜘蛛一见，自能奔往吸拔其毒。少时蜘蛛不动，即取放冷水中自活。如疔未愈，可用蜘蛛再行吸拔，或另取蜘蛛用之，以毒尽为止。无论疔在何处，虽毒重极痛，不省人事，命在垂危，立可回生，此急救第一良法。凡手指生蛇头疮及毒蛇虫咬伤，皆可照此拔毒。

取疔膏　乳香一粒　麝香米大一粒　黄连末　连翘末　桃仁二个，去皮　同虾蟆肝肠肺三味共一处入乳钵内，捣如泥，白皮纸一张，摊贴患处，三四日连疔揭去。

拔疔根法　疔毒重者，愈而复发，此疔根未出之故，若不急治，再发则根愈深而难治矣。用蓖麻子一粒，去油，乳香一分，去油，捣烂，用饭和饼贴之，少时疔根自出。　又，葱白加蜜捶融，将疔刺破敷之，如人行五里，根自出。

消疔　人指甲炙为末，放患处，将核桃平破取肉嚼烂，安半壳内合住，不可露气，一饭顷即消。

治疔初起　生山药同白糖捣烂，涂敷即消。

治疔各方　生黄豆嚼烂，敷之极效。　又，黄色溏鸡粪厚敷四围，将疔头挑破，留头不敷，甚效。　又，用烟杆中烟油厚敷四围，留头不敷，少刻疔破出水而愈，奇效。如有红丝者，用烟油离丝三分处敷之，丝即不走。 又，灶上蟑螂不拘多少，捣烂敷之，其疔根自出。 又，臭虫同米饭捣匀，涂疔上，能立拔疔根外出。 又，生半夏、石灰等分捣末，敷疮上。 又，赤小豆花为末敷之。 又，马齿苋和梳垢封之。 又，取患者耳垢、齿垢，刮手足指甲屑，和匀，如豆大，放茶匙内，灯头上炙片刻，作丸，将银针挑破疔头贴上，外覆涎湿绵纸，痛立止，真妙方也。 又，青石末同荔枝肉杵烂，将婆鸡粪调干涂，其根自拔，神效非常。 又，荔枝肉、白梅肉各三个捣饼贴之，根即出。 又，干姜、胡椒、龙骨、斑蝥去足翅，熬、皂荚炙，去皮子各等分捣筛，以酒和封疮上，日一敷之。 又，先刺疮出血，以海螵蛸末搽之，其疔即出。 又，马齿苋二分，石灰三分，捣匀，以鸡子白和涂之。 又，皂荚子中仁研末敷之，数贴五日愈。 又，刺破，以老葱、生蜜杵贴，两时疔出，用醋汤洗之，神效。 又，蒺藜子一升熬捣，以醋和，封头上拔根。 又，名大戟膏。真红芽大戟用整枝者温茶洗净去心，嚼融敷之，立刻止痛而愈。再发再敷收功。嚼时药汁不可咽下。并治一切恶疮及阴疽甚效。 又，苦荬白汁涂之拔根，青苗阴干，冬月水调敷之，亦效。 又，面和腊猪脂封之，良。

唇口疔 凡口唇生疔，看大腿弯中如有紫筋，用银针刺出血，即愈。 又，一个唇口生疔七个，头肿如斗，百药不效，后遇一医云，此名七星赶月，用蛔虫捣烂敷之，顷刻疮口出黄水，肿消神清，次日全愈。如无蛔虫，以五谷虫一钱，瓦上焙，研末，白矾、蟾酥各三分，用烧酒融化调匀，敷疔上，少刻疔亦破，流毒水而愈。又，雄鸡冠血点上，神效。　又，生蚬去壳捣融敷，即效。　又，乌色草鱼去鳞取皮，切片贴之，随贴随干，干则换，贴至数十次，即破口而愈矣。　又，大虾蟆一个，取肝，贴之立消。兼治面上生疔、对口疔等症。

面疔　饭蝇七个　冰片一二厘　同研烂，敷之，即不走黄。

鼻内生疔　烂黄鸡粪、荔枝肉同捣烂，涂上即愈。又，用花盆中青螺即鬼螺蛳二三个同盐捣涂，立效。

眉心疔　粗草纸上拣内有米谷，取二三十粒去壳，将米研细和砂糖调涂疔上，数次即愈。

红丝疔　此疔最易走黄，犯者用针挑断其丝，且拔去发中红头发一根，将多年粪坑上碎木椽子煅灰研细，用饧糖拌涂疔上，露出疔头，疔毒拔出，无事。若不急治，隔日即死。　又，此疔流走最速，生于足者，其红丝渐长至脐，生于手者，红丝渐长至心，生于唇者，红丝渐长至喉，至则不可救矣。手足两处，可用头发离丝一二寸远紧紧捆住，并将丝头刺破，或用灯火，或用艾火，在丝头烧之，丝即退散而愈。不散再烧，以散为度，其效如神。　又，蟑螂一个，去头和青糖捣涂即效。

鱼子疔　活蛏壳煅用，猪苦胆汁调涂。

鱼脐疔　寒食饧即饴糖涂之，良。干者烧灰。　又，瞿麦烧灰，和麻油敷之，效。

水疔　蜗牛同菊叶捣烂敷之。无菊叶以野苧头代之。又，用鲥鱼腮下近腹处，有划水二瓣，瓣间有长鳞二瓣最佳，但难得，今人以背上大鳞代之，贴上即消。

水疔、暗疔　水疔色黄，麻木不痛，暗疔疮凸色红，使人昏狂。并先刺四畔，后用银杏去壳，浸油中，年久者捣罨之。

指上蛇头疔又名天蛇头，生各指头。又，足指头生者亦是　凤仙花下半截连根用，不用水洗和甜酒糟捣融敷，甚效。又，蜈蚣焙枯，为末猪胆调搽甚效。　又，鸡蛋一个穿一小孔，入信石一分套指头上，热则再换，立刻止痛如神，真仙方也。又，鸡子开一孔，将指入内，待蛋化水，又换一个，如此三枚，必效。　又，活鳅捣敷。　又，雄黄、枯矾等分研末，用麻油或醋调敷。　又，风菱角灯火上烧存性研末，香油调敷，未溃即散，已溃者止痛，立愈。　又，痛臭甚者，黑豆生研末，入茧内笼之。

疔毒痔疮　田螺入冰片，化水点之。

疔疮走黄　陈年苔菜研末，敷上即消肿收口而愈，试过无不效。　又，白梅干肉无白梅用乌梅肉，此味能拔疔根、腌荔枝肉加银朱少许，共捣烂，溏鸡矢拌匀，留头敷，效。按：走黄为疔疮至危之症，当内外兼治为是，速取芭蕉叶或根捣汁灌之，或服别药，专凭外治恐难全效。

## 痈疽

乌龙膏 治一切痈肿发背，无名肿毒，初发焮热，未破者取效。用隔年陈小粉，愈久愈佳，以锅炒之。初炒如饧，久炒则干成黄色，冷定研末，陈米醋调成糊，熬如漆，磁罐收之。用时摊纸上，剪孔贴之，即如冰冷，疼痛即止，少顷觉痒，听其干燥。久则毒自消，药力尽，亦自然脱落矣。

治痈肿 白蔹 黄芩 乌头泡，各等分 捣筛末，和鸡子白敷上即愈。 又，已溃者贴之。黄连 黄柏 地榆 白芷各二两 共捣为末，鸡子白和涂布敷痈上，对疮口穿布，令疏气。 又，生黄豆浸胖捣涂。 又，猪胆汁和芥子末贴之，日三上。猪脂亦可。 又，蔓青叶不见水烧灰，和腊猪脂封之。 又，初起者绿豆粉炒黄黑色，入牙皂一两同研，米醋调敷。皮破者油调敷之。

一切肿毒 蓖麻仁捣敷，即止。 又，葱汁敷之，日四五度。 又，醋调大黄末涂。 又，商陆根和盐少许捣敷，日再易。 又，初起用芭蕉叶熨斗内烧存性，入轻粉，麻油调涂，一日三上，或消或破，皆无痕。又，芭蕉研末，和生姜汁调涂之。 又，浮萍捣敷之。又，独头蒜一枚津唾磨鞋底泥箍之，三五次即消。

多骨痈 紫玉簪根捣烂敷上，其骨自出。

快马痈 山药磨沙糖水搽围即散。

决脓妙法　治痈脓不出，用人乳汁和面敷之。

一切痈疽　初起用干姜一两炒紫研末，醋调敷四围留头，自愈。　又，赤小豆四十九粒为末，水调涂，无不愈者。但其性粘，干则难捣，入苎根末则不粘，此法尤佳。或用鸡子清调敷。　又，疮肿者，盐白梅烧存性为末，入轻粉少许，香油调涂四围。已溃未溃均可用，下方同。　又，黄连、槟榔等分为末，鸡子清调搽之。　又，痈疽不敛，疮口太深，用丝瓜捣汁频抹之。

瘭疽　熬芜菁子熟捣，绵裹敷之，勿止。　又，酒和面敷之。　又，以猪胆敷之，良。　又，鲫鱼三寸长者，乱发如鸡子大，猪脂一斤，煎成膏涂之。

骨疽　猪脂和楸叶捣封之。　又，捣白杨叶下筛敷之。

疽疮骨出　黄连　牡蛎各二分　熬为末，先以盐汤洗，然后敷之。

疽溃后方　用盐汤洗拭后，烧皂角灰粉之，良。又，以牛耳中垢敷之，良。

治疖　烧葛蔓灰封上，自消。又，牛粪封之，佳。又，鼠粘根叶贴之。　又，水和雀粪敷之。　又，生椒末、釜下土等分醋和涂之。一方有曲末。　又，已破用益母草捣敷。

## 诸　　疮

杨梅疮　雄黄一钱五分　轻粉一钱　杏仁三十粒，去皮　共为末，用雄猪胆汁调涂。　又，儿茶、杏仁霜各一钱，轻粉五分，冰片三分，用鹅胆调点一次，过夜即脱靥。一方唯用杏仁霜、轻粉二味，鹅胆调点之。

杨梅疮癣　水萍煎汁，浸洗半日，数日一作。

天行热气病，豌豆疮　浓煮黍穰汁洗之。　又，煮干芸台汁洗之。　又，以女人月布拭之。　又，疮若黑者，捣蒜封之。　又，若赤黑如疥大者，煎羊脂摩敷之。

浸淫疮　生鲫鱼切片，盐捣贴，频易。

血风疮　旧伞帽坏皮掌焙灰，桂花油调敷，神效。

黄水疮　真柏油熬稠涂。　又，芋苗晒干烧存性研擦。　又，木槿子烧存性，猪骨髓调搽之。　又，老菱壳烧灰，以小磨麻油调涂。　又，石膏煅、龙骨煅、松香、枯矾各三钱，共研细，用煮熟鸡子黄熬油和敷之。又，头面俱生者，苍术、糯米粉等分均炒燥研匀，掺之。

天泡疮　荷叶贴之。　又，丝瓜叶捣汁涂之。又，生百合捣涂，一二日即安。　又，莲蓬壳二枚煅存性研末，以井泥调敷。　又，生蚕豆荚壳炒黑研末，麻油调涂。

脓窠疮　用火纸卷雄黄，熏被三次，即愈。临卧忌熏。　又，大风子油百粒，蛇床子五钱，雄黄二钱，枯矾、花椒各三钱，共为末，烛油、猪油各五钱，同捣烂熔化调涂。　又，菖蒲末铺席卧，并煎水洗，数日愈。

月蚀疮　燃烛照疮，使烛之热气相及疮，即愈。又，茱萸根、地榆根、蔷薇根各等分为末，作汤洗疮，取药涂之，日三。

疥疮　枯矾　滑石各五钱　硫黄三钱　共为细末，猪油同研糊涂，极效。　又，红枣三枚，蕲艾、雄黄、花椒各三分，共烧炉内，熏焙衣被，俟冷透穿盖，免受火气，甚效。　又，风化石灰和醋浆水调涂，随手而减，石灰淋汁洗之，甚效。

一切疮疥　桂圆核煅存性，麻油调敷。

诸毒恶疮　蟑螂捣石灰敷之。

蠼螋尿疮　绕身匝即死。以藜蒺叶无叶用子捣敷之。

蝼蛄漏疮　茜根烧灰　千年石灰等分　为末，油调敷。

五种瘘疾　芥子末水蜜和敷，干即易之。

赤游火丹　新生荷叶捣烂入盐涂之。　又，麻仁捣末，水和敷之。　又，赤小豆末鸡子清稀调涂之。

热毒丹疮　慎火草捣汁拭之，日夜一二十遍。又，浮萍捣汁遍涂之。

疥癣满身不可治者　何首乌　艾叶等分　煎浓汤洗浴，甚能解痛生肌。

治癣方　初起用海螵蛸一块常向患处时时擦之，效。

又，谷树脂抹之。　又，白及、木鳖子、土槿皮、白糖各等分，为末，醋调涂。　又，巴豆五六个去皮打碎，包绢内擦之，不可擦好肉上。身面上如钱大者，擦之如神。又，珠兰花叶时时擦之，半月断根。　又，荔枝核磨醋，将癣抓破搽之，虽痛不妨，数日即愈。再发再搽，断根。　又，用新棉花扯如纸薄一层，量癣宽大，将棉花铺贴，用火向花上一点，顷刻燃尽，当即止痒，且并不焦痛，不须用药，极简，极效。棉花须用弹过者。倘再发，照治一回，断根。

阴癣　土槿皮　槟榔各两文　切片，用滴花烧酒五文将二药浸三四日，候酒色变赤而腻，蘸涂患处，痛痒立止，癣亦即愈。　又，明矾生熟各一钱，轻粉二钱，银硝三分，共研，将土大黄根捣烂，布包蘸药末擦之。　又，蛇床子、豨莶草、川芎、川柏、银花共煎滚，入干净便桶内，以身坐上，熏其热气。

牛皮血癣　枯矾　水银各二钱　川椒炒，一钱　用杜大黄根、盐、猪油同捣烂，敷患处，即效。

漆疮　韭菜捣汁，入烧酒少许涂之。　又，干荷叶煎汤洗之。　又，石灰水拌敷一日，除根。　又，生蟹黄涂之。　又，以马尿洗之。　又，煮柳叶汤，适寒温洗之。柳皮尤妙。　又，麻油调铁锈涂之。　又，浓煮杉木汁洗之。

暑月痱疮俗名痱子　绿豆粉二两　滑石研末，一两　和匀扑之。一加蛤粉二两。　又，冬瓜切片摩之。

冻疮　剥辣茄皮贴之。　又，方头黄色蚱蜢风干煅研，香油调涂，掺亦可。　又，蟹壳烧存性研末，香油调涂。　又，冻在脸上，用活雀脑涂之，立效。　又，冻在手足，白萝卜一个热柴火内煨熟，去皮擦之。　又，橄榄核烧存性研末，加轻粉少许，香油调涂，良。

冻疮手足指欲堕　生姜捣自然汁，熬膏涂。　又，黄蜡浓煎涂之。　又，以蚶子壳煅研极细，麻油调敷，湿则干掺。　又，马粪煮水，将冻指浸半日，冷加热水。

冻疮裂折　人乳调黄柏末涂之。　又，甘草煎汤洗，次以黄连、黄柏、黄芩各等分研末，入轻粉，麻油调敷。　又，藕蒸熟捣烂涂之。

## 瘤　痣

治瘤方　水银　硼砂各一钱　儿茶　血竭各三钱　麝香　冰片各三分　各为细末，将此药掺于瘤之根处，随擦随落，根小者无不落也。　又，极细铁屑醋拌，放铜勺内煅，干则再拌，如此三次，研细，再用醋调敷，便觉患处不甚适意，过一宿剥去再敷，以平为度。　又，用竹刺将瘤顶稍稍拨开油皮，勿令见血，细研铜绿少许放拨开处，以膏药贴之。　又，生马钱子以荸荠汁磨涂患处，早晚二次，软者不周月而愈。

粉瘤　天花粉一两　陈壁土五钱　穿山甲　川贝母去

心，各三钱　共为末和匀，擦膏药上不拘何膏贴之，即穿出粉滓而愈。

眼皮生瘤　樱桃核磨水擦之，其瘤渐渐自消。

肉核　真乌梅去核烧存性研末，搽数日即消。又，生萝卜皮贴之，连贴数次，即愈。

疣瘊又名瘊子，拔之丝长三四寸　姜汁和好醋时时搽之。又，地肤子、白矾煎汤洗数次，即消。　又，以墨涂之，不过五度瘥。　又，以屋漏下水涂疣上。　又，松香、柏树枝上油和匀敷之，过夜即落。　又，牛口涎时时涂之即落。　又，杏仁烧令黑，研如膏涂之，令瘥止。

肉痣小黑子是　用针挑破，以碱水泡石灰点之，即消。

血痣　初起如痣色红，渐大如豆，触破时流鲜血，以黄鳝血同蒜汁、好墨汁频涂之，效。血出甚者宜内服凉血地黄汤。　又，血痣挑破，血出不止者，鲥鱼鳞贴之，即结痂而愈。

除痣方　取桑条烧灰淋汁，入石灰熬膏，自己唾调点之，自落。　又，糯米百粒，石灰拇指大一块，巴豆三粒，去壳研为末，入磁瓶同窨三日，每以竹签挑粟许，用碱水点上，自落。　又，杏仁为末，鸡子清调点，一宿自落。　又，桑柴灰、风化石灰各一斤，鲜威灵仙六两，煎浓汁，淋二灰，取汁熬成稀膏，磁器收藏，用点患处，不必挑破，应手而除。并治疣痣，及息肉、鸡眼。

# 诸　伤

天下第一金疮药　凡刀斧损伤，跌扑打碎，敷上即时止痛止血，更不作脓，胜于他药多矣。其伤处不可见水。公猪油二十两　松香　黄蜡各六两　面粉炒，筛，四两　樟脑三两　麝香　冰片各六分　血竭　儿茶　乳香箬皮上烘，去油　没药同上去油，各一两　以上药研极细，先将猪油、松香、黄蜡三味熬化，滤去渣待冷，再入药末搅匀，磁器收藏，不可泄气。　又，名桃花散，止血定痛，价廉功敏，极宜制送。用陈石灰二升，愈陈愈佳，大黄四两，切片，同炒，俟灰成桃花色，去大黄，将灰细筛，入磁瓶，过月余方可用。　又，千年石灰、韭菜共捣成饼，贴墙上阴处干透，听其自落，研筛极细收藏，血流不止，掺上立愈。

箭镞伤　头上黑虱及人牙齿同研涂之，即出。又，瓜蒌根捣敷之，日三易，自出。并治竹刺入肉。

中毒箭　以犀角刺疮中，立愈。　又，捣苎根罨之。

鸟枪伤　凡枪子打入皮肉，用生南瓜切片贴患处，即出。南瓜瓤敷之亦佳。　又，泥鳅捣烂敷之。

被斫断筋　旋复根捣汁沥疮中，仍以渣敷之，日三易，半月断筋便续。　又，白蜡、合欢皮各五钱，研融，调敷伤处，极效。

跌打损伤　闪挫初时，即于无风处将纸捻触鼻内，用力打嚏二三十次，则气升而痛自止。　又，绿豆粉炒紫色，新汲水调敷，以杉木皮缚定。　又，胡椒、黄蜡各二两，公鸡一只，去毛，共捣烂敷患处，如痒即愈。

头面跌扑青紫　生半夏末醋调敷之，神效。一方用水调敷。

打伤眼睛　生猪肉一斤　以当归、赤石脂二味研末，掺肉上贴之，拔出瘀血，眼即无恙。

闪拗手足　生姜、葱白捣烂和面炒热，罨之。

踢伤　冬青叶醋煮数沸，略滴[①]麻油少许，取叶换贴。

抓破面上皮　生姜自然汁调轻粉末敷之，无疤痕。

抓破肾囊，卵丸脱落，悬挂未断者　即教人慢慢托上，多取壁钱敷贴患处，日渐就安，其囊如故。

接骨方　山栀五分，生研末　飞罗面三钱　用姜汁调和涂患处，一日夜，皮肉青黑是其验也。或用水调搽，干则扫去。　又，用市镇上乞小儿破鞋一只烧灰，白面等分好醋调成糊，敷患处，以绢束之，杉木板夹好，须臾疼止骨接，有声甚妙。

损伤碎骨，在内作脓　田螺捣烂，加酒糟和匀，敷四围，中留一孔，其骨即出。

脑破骨折　蜜和葱白捣匀厚敷，立效。此药切忌入口。

---

① 滴　原作摘，据《珍本》改。

误断指头　降香研末掺之，包以丝绵七日，忌落水冒风，一次即痊。　又，真苏木为极细末，掺于断指间接定，外用蚕茧包缚牢固，数日即如故。

破伤风　白面　烧盐各一撮　新水调涂。　又，破伤风肿者，杏仁杵膏厚涂，上燃烛遥炙之。

火烧疮　管仲煅灰油调涂，立刻止痛。

滚油泼伤　陈面和敷之。　又，蟹壳灰麻油调敷。又，生寒水石研细末，油调涂。　又，扁柏叶冷浓茶捣敷。

爆竹炸伤　鲜柏枝捣烂，香油调敷。

汤泡火伤　大麦炒黑研末，油调搽之。　又，油调芙蓉末敷之。　又，生萝卜捣涂之。子为末敷之亦可。又，辰砂末鸡子清调敷。　又，旧葫芦瓢烧灰敷之。又，以竹中蛀虫末涂之。　又，醋淋洗。　又，地榆末麻油调涂。　又，新热牛粪涂之。　又，柳皮烧灰如粉敷之。

人咬伤　鳖头焙存性研末，香油调涂。　又，用童便淘米水亦可洗净污血，虽痛至不省人事，亦须忍住洗净。以人粪敷之。或用人中黄煎汤时洗。　又，白萝卜叶嚼敷。　又，溏鸡屎涂。

虎咬伤　土蚕捣敷。　又，雄黄、硫黄、紫石英各等分研末涂。　又，嫩松毛捶融如泥，将伤口内塞满，极效。

马咬　益母草切，醋炒研涂。

疯狗咬　半夏末擦。　又，紫苏叶嚼敷。　又，妇人尿浇。　又，白果仁嚼涂。　又，荔枝肉贴。　又，捣栗子涂。

狗咬　甜杏仁去皮尖嚼烂敷之。　又，鹅屎敷之，不烂痛。

猫咬　薄荷煎水洗之。或用川椒煎水洗之。

鼠咬　陈火腿烧灰，香油和敷。　又，猫屎揉敷。

蝮蛇螫人　姜末敷之，干则易。

蛇咬　生杵芹汁涂之。　又，杵白扁豆叶敷。　又，铜青敷。　又，梳垢一团，尿和敷。　又，人粪封。

蝎螫　芝麻油涂。　又，木碗盖于痛处，过半日即愈。

蛇及诸毒螫　烟筒中垢涂之。

蜈蚣咬　嚼香附涂之。　又，胡椒嚼封之，即不痛。

蜂螫　人乳涂。　又，野苋擦。　又，芋头梗捣融敷。

蜘蛛咬　炮姜切片贴之。　又，热甜酒洗之。

射工溪毒伤　芥菜子末和酒厚敷，半日止痛。又，切蒜片贴之。

蝼蛄咬　醋和石灰涂。

百虫咬　灯火熏。　又，香油浸紫苏涂。

乌笼刺伤又名火芭蕉　乌笼刺入泥中，人若足上签踏，较蛇咬更毒，肿至肚腹，则无药可救。急用蛔虫无则用粪蛆数条，捣烂敷患处，肿消刺出而愈。

# 卷四

## 妇　科

通经　益母草煎洗小腹。　又，鬼螺蛳十四个，生在阴处者是研碎，油纸摊贴脐上，缚定周时。　又，经闭，用蚕砂酒炒熨。　又，经闭，按腹内似有痞块者，鳝鱼血随患处大小涂一圈，另用皮硝、黄丹、百草霜各研末，五钱，红皮独蒜一枚，同捣敷圈内，觉口中有蒜味即擦去。

经前腹痛　紫苏阴干四两，候经期，如肚腹胀痛，煎汤熏洗下部，摩运小腹，每经摩洗三四日，则经正痛止。

妇人因开甑为热气所冲，面目肿大，经水不通　旧蒸饭布越旧越好，烧灰用锅盖上汽水甑盖上汽水亦可调敷，随敷随消，经水亦通。无蒸饭布，蒸底烧灰亦可。

妇人气滞　木香、生地黄捣饼贴患处，熨斗熨之。并治肿核。

血崩不止　枯矾　黄丹各五钱　研，绵绢包裹，麻油抹绢面，线扎一团，用线穿竹筒上，仰卧入阴户内，将竹筒退出，一炷香久即止。止后将线掣出药团。

又，烧漆器令闻。　又，旧毡条或绵花胎坐身下。　又，黑驴粪烧熏之。　又，危急者，以黄丹、铅粉绢包，塞入阴户，以线带住，止即去之。

治带下　以灶下黄土水和为泥，作弹子丸百枚，晒干，以火烧热彻，用三年酢渍一丸，绵裹纳阴户中，唯深，待冷即易之。新患者三十丸，瘥，久者五十丸。

白带　鸡冠花醋炙　红花酒炒　荷叶灰　白术　茯苓　陈壁土　车前子各一钱　为末，酒或米汤调敷脐上，可利湿热。　又，热盐炒艾熨脐。

五色带下　年久古砖一块烧极红赤，以油煎面饼七个安放砖上，再用黄瓜根研末，铺面饼上，加布两层，令病人坐上，使药气熏入腹中，当有虫出，治三五次，虫尽即愈。以上调经崩带。

阴冷　母丁香为末，纱裹如指大纳入。　又，蛇床子炒研，二钱，白粉一钱，调匀如枣大，每用一枚，绵裹纳入阴内，自然温暖。

子宫寒冷不能受孕　吴茱萸　川椒各八两　共为末，炼蜜为丸，如弹子大，绵裹纳入阴户中，日夜一换，一月后子宫和暖，即可成孕。　又，硫黄煎水常洗，效。

妇人无子坐导药方　皂荚一两，炙，去皮子　大黄　戎盐　矾石浇　当归各二两　五味子　干姜　细辛各三两　蜀椒汗，二两　葶苈子《千金方》无此味　苦瓠各三分。《千金方》作山茱萸　右十一味捣筛，纳轻绢袋子，如中指许大，长三寸，盛之令满，纳子门中，坐卧任意，勿行走，急小便时即出之，仍易新者，一日当下青黄冷汁，汗尽止即可幸御，自有子。若未见病出，亦可至十日安之。一方有砒霜三分。又，蛇床子、芫花各三两，捣筛取枣大，纱袋盛，纳产门中，令没指，袋少长，便时须去，任意卧着，慎风冷。

四奇种子丸　粉龙骨五色者佳，瓦上煅　锁阳醋洗　北细辛水泡一夜，晒干　阳起石见太阳飞动者佳，各三钱　早黄桂花人乳拌，晒　旱地浮萍要肥大者　吴茱萸醋泡过一夜，炒　上肉桂去皮，各二钱　紫梢花色润紫者佳　石榴皮瓦上焙干　砂仁去壳，烧酒洗，焙干　肉苁蓉红色者佳，焙干　川椒要开口者　枸杞去核，炒　麝香用当门子　白芷铜器内炒黄　闹羊花焙　象皮末　真鸦片各一钱　高丽参芦五钱　蓖麻子四十九粒，去壳，去油，净　共为末，炼蜜为丸，如小圆眼肉大，丁香油为衣，每于经净七日之内，先放一丸入阴户内，待一顿饭时药化，然后行事，紧暖如御处女，十产九男，神应无比，不可轻视。然种子务宜节欲，若藉此淫佚无度，窃恐子未种而身先丧，观者慎诸。

丁公仙枕方　用槐木薄板做枕一个，高三寸三分，宽四寸五分，长一尺二寸，如天盖地，二面上钻孔一百二十八个，如桐子大，用后药装入枕中百日后，诸病消除，精神倍长，寿高多子，真仙方也。如夫妇皆以此作枕，更见功效。其药料三五过月一换。真川椒　桔梗　荆实子　柏子仁　姜黄　吴茱萸　白术　薄荷　肉桂　川芎　益智仁　枳实　全当归　川乌　千年健　五加皮

藜芦 羌活 防风 辛夷 白芷 附子 白芍 藁本 苁蓉 白细辛 猪牙皂 芫荑 甘草 荆芥 菊花 杜仲 乌药 半夏 共三十四味，每味一两，务选顶好鲜明咀片，研为细末，绢袋盛之，装入枕中。以上种子。

转女为男法 妇人觉有娠，即以雄黄一两装绛纱囊佩小腹。

妊娠心痛 蜜一升和井底泥涂心下。 又，取弩弦急带之，立愈。

妊娠伤寒、热病保胎法 用井底泥入灶心土敷于脐下，或加青黛，如干再涂。 又，白药子不拘多少为末，以鸡子清调摊于纸上，如碗大，贴脐下胎存处，干则以湿水润之。

妊娠风寒交中，不省人事，状如中风 用熟艾三两米醋炒极热，以绢包熨脐，良久即愈。

妊娠目鼻咽喉唇口诸病 孕妇专以清热为主，目鼻诸病多属热，用吴茱萸五钱研末，好温醋调敷两足心，用布包好，过一日夜，足心如觉发热即愈。如尚未愈，连换数次，再敷一日夜，则无不愈矣。并治胎上冲心，安即洗去。

妊娠遍身瘙痒 此症有风，不可服药，用樟脑酒调擦之即愈。

妊娠腹痒 取铁箭头旧用针线袋亦可安卧席下，勿令妇知。

子鸣 子在腹中鸣者，谓之子鸣，此由孕妇或欠身向高处取物，子在腹中失脱口中所含疙瘩，故啼。治法或令孕妇作男子拜状，或以豆撒地，令其捡拾，子复含着则止。

妊娠小便不通 葱白二十根细切，和盐炒熨脐下。又，吊起一脚睡，即尿。 又，将孕妇睡短梯上，用带兜扎住，倒悬片刻，则尿自出。或选二便。以上胎前门方用之。

催生膏 治交骨不开，及各种难产。用大龟全个，初死者佳，头足血肉俱用，约十两外，如无，用生龟板一斤代，以小磨麻油二斤熬去渣，炒黄丹十二两、炒铅粉四两收。每用四五钱，皮纸摊贴脐上，外用车前子四钱，川芎、当归各三钱，冬葵子二钱，枳壳、白芷、半夏、白蔹各一钱，研末，麻油、葱汁各一大钟调药，敷于膏外，纸盖布扎，令产妇平身安睡，睡醒即产。盖睡则阴气复，母子皆有力也。

催生方 取槐东引枝手把之。 又，手捉鸬鹚头，甚验。 又，取马衔一枚，觉痛即令左手持之。 又，急采树叶一片，或花或草叶皆好，要新鲜青翠，以净水贴在床背，勿令人知。 又，取海马或石燕子，两手各持一枚，即产。 又，取蓖麻子十四枚，每手各持七枚，须臾立下。 又，用新朱笔在黄纸上无新朱笔，用新墨笔亦可写“语忘敬遗”四字，贴床柱及门窗上，凡有门窗之处各贴一张，临产令产妇默念此四字，即产。可免邪祟。 又，黄表纸朱书“北斗紫英夫人在此”八字贴于帐上，即生。如片时不应，将黄纸揭下，再贴产妇背心，顷刻即下。俟小儿及胞衣生下，速即另备香纸，将黄表字纸焚化，送于流水，迟则恐大肠随下矣。　又，乡村僻壤无药之处不幸遇此，即觅花椒叶、香橼叶、柚子叶、茱萸叶、生姜、生葱、紫苏浓煎汤一盆，俟可下手，即令产妇以小凳坐盆上，浇汤淋洗其脐腹阴户，久久淋洗，气温血行，登时即产。以上诸药，如全更妙，若缺一二种，亦不妨。　又，用急流沙数升炒热，铺于腹上，先下垫葱白，再以沙铺之。　又，蓖麻子七粒，去壳研如泥，入麝香一分再研成膏，涂产母足心，胎下即洗去，迟则恐子肠出也。如子肠出，可移涂产妇顶心，肠即收上，速去之。此方催生下胎虽速，药性猛峻，用者慎之。　又，乌梅一个，巴豆三个，胡椒七粒，研末捣成膏，酒醋调贴脐下，即产。　又，巴豆三个，蓖麻子七个，共去壳捣烂，入麝香少许，油纸摊贴脐下三指①，产后立用湿布将药抹净，免烂皮肤。此与上两方，临产艰难始可试用，如未临月，误用打胎，徒伤孕妇耳，慎之。又，名龟壳散，能开交骨，治难产，及死胎，敷之最妙。龟板二两　川芎　当归各一两　发灰五钱　加蝉蜕七个，蛇蜕一条，烧灰，以葱汁、麻油调敷腹上，闭目静卧一时即生。或加车前子一两敷。

妊身热病，子死腹中　乌头一枚细捣，水三升煮取大二升，稍稍摩脐下及阴下，胎当立出。

---

①　指　原作脂，据《珍本》改。

子死腹中　醋炒黄牛粪敷肚腹上，用布捆好，即下。　又，名立圣丹，治横生倒产，胎死腹中。用寒水石二两生用，二两煅赤同研细末，入朱砂五钱再研，如深桃花色，每用三分，井花水调如薄浆糊，以纸剪如杏叶大摊上，贴脐心，候干再易，不过三次即产。

逆产　用手中指点锅底黑煤于小儿足心画一“×”，即刻顺生。　又，盐和粉涂儿两足下，即顺。　又，以盐涂儿足，以指甲搔之，并以盐摩母腹上，即顺。又，手足逆出者，以真灶心土涂母脐中。

盘肠生　临产小肠先出，不可用醋喷妇面，恐惊则神散，宜先以产妇发梢或纸捻入鼻取嚏，再放肠漆器中，黄芪煎汤温浸之，自收。　又，蓖麻子四十九粒去壳研烂，敷产妇顶心，待肠收尽，急抹去之，勿迟。此方须胞衣下后方可用，然不如前方妥安。　又，产肠不收，用芝麻油五斤炼温热，令妇坐盆中浸之半时，先用皂角炙去皮研少许，入鼻作嚏立上。或用葱汤，或用枳壳汤浸，均可。

临产胡言乱语　用四焰灯火加朱砂入盏内点之，即安。四焰者，一盏内有四灯头是也。

临产晕绝，不省人事　生半夏捣为丸，如豆大，纳鼻中。或研末吹鼻，待嚏即苏。　又，觉晕即用三股麻绳，长五六尺，系产妇右脚膝上，令人捉两头急挽得醒，徐徐解之。

胞衣不下　葱白煎浓洗下部，胞即下。　又，取夫单衣盖井上，立出。　又，当户烧黍穰，即出。　又，用竹杆于堂中正梁上戳三下，即下。　又，取皂荚末着鼻孔中，嚏即出。　又，黑豆四五合醋三大碗煎数滚，布蘸温熨脐腹，并厚敷之，衣自下。　又，蓖麻子十四粒，去壳捣烂，敷两足心，衣即下。下后速急将药洗去，久恐肠出。如肠已出，仍用此药敷囟门上，肠自收入。药随洗去，勿迟。

子死衣不出，上抢心者　急取蚁垤土三升熬之令热，囊盛熨心，良。以上临产。

产后玉门不闭　石硫黄研　蛇床子各四分　菟丝子五分　吴茱萸六分　捣为末，以汤一升，投方寸匕，用洗玉门，瘥止。　又，取大纸捻蘸油点火，吹灭，以烟熏鼻，即闭。　又，阳气虚寒不闭，用石硫黄、海螵蛸、北五味各等分，共为末，掺患处，日三易。

玉门不闭或脱出　温水洗软，用雄鼠粪两头尖者是烧烟熏之，即愈。

产后阴下脱　取蛇床子一升布裹炙熨之。亦治阴痛。以铁精粉上推纳之。　又，蜀椒、吴茱萸各一升，戎盐半鸡子大，捣，以绵裹如半鸡子大，纳阴中，日一易，二十日愈。

产后玉门肿痛　蛇床子三两煎汤频洗，即愈。　又，葱白和乳香捣成膏，贴肿上，效。　又，桃仁炒研细末敷。　又，羌活、防风各一两，煎汤熏下体，亦消。

初产伤重，玉门肿痛　浓煎甘草汤洗之，其肿自平。

阴户破烂，久不收口　白及　白龙骨　诃子　烂蜂窠　黄柏炒，各一钱　研末，先用野紫苏煎水洗，擦干，再用此药敷之，效。

产后阴翻　泽泻四两，一方作泽兰叶，未知孰是煎汤熏洗二三次，再加枯矾四钱煎洗，即安。

产后阴户垂出，肉线长三四尺，触之痛引心腹　老姜三斤连皮捣烂，入真麻油二斤炒干，先用旧绸五尺折叠，轻轻乘起肉线，使之屈作二三团，纳入阴户，再用绸衣盛姜，使姜气就近熏之，冷则随换，熏一日夜，收入大半，二日收尽，神效非常。肉线切不可断，断则不治。并宜禁风。

产后腹痛　苎麻安腹上。　又，兔头炙令热，以熨产妇，腹如刀绞痛者，立定。　又，取一苦瓠芦未经开者，开之去子，讫以沸酴酢投中蒸热，随痛熨，冷即换，极效。　又，因感寒起者，用陈蕲艾二斤焙干捣，铺脐上，以绢覆住，熨斗熨之，口中艾气出，痛自止。

产后防晕　旧漆器不拘多少，烈火烧烟熏鼻中，即醒。

产后血晕　切韭菜安瓶中，沃以热醋，令气入鼻中。　又，枕苎麻即止。

恶露不下　马槟榔去壳，两手各握二枚，立下。

产后恶露奔放不止　用带旧黑毡帽帽内招牌纸宜剥净垫住产门，即止。

产后小便不止　厚肉桂一两　丁香三钱　为末，作饼放脐上，即止。

产后脱肛　荆芥末、鳖头灰蜜调涂肛上，以陈年草鞋一只烘热，缓托上，数次可愈。

产后宜挤两乳　凡妇人初产，即将两乳放温热淘米水内揉洗良久，将乳挤出，乳孔内有白丝数条，即用手扯去，方与儿食，不但小儿易食，且免乳吹、乳痈等患。此秘法也。　又，乳不通，用麦芽煎洗，以木梳梳乳千遍，即通。以上产后。

妇人阴脱　煎羊脂涂。并治赤丹如疥。

阴蚀　蚯蚓三四条，炙干为末　葱数条，火上炙干为末　先以蜜一碗煮成膏，将前二味捣放其中，纳入阴户，虫尽死。　又，当归、甘草炙、川芎、芍药各二两，地榆三两，切，以水五升煮取二升洗之，日三夜一。　又，蒲黄一升，水银一两，研之，以粉患处。

阴户虫痒　炙猪肝纳入，当有虫出。　又，杏仁去皮，烧存性研烂，绵裹纳入。　又，鸡肝去脂，乘热纳入，虫尽死。　又，蜂蜜炼过，二两，甘草研末，三两，二味和匀，敷痒处，虫自出，再以蛇床子、朴硝各一两煎汤频洗，更效。并治粪门生虫。

阴疮　紫葳为末，用鲤鱼脑或胆调涂。　又，硫黄末敷。　又，桃仁杵烂绵裹塞。　又，杏仁烧，研末、雄黄、矾石烧，各二分，麝香五厘，和敷之，日三度。　又，阴疮如虫咬痒痛者，生捣桃叶，绵裹纳之，一日三四易。　又，阴户内生疮作痒，有活蚌一个剖开，将有肉半个手拿对阴户一夜，次日又用一个，全安。

阴痒或生湿疮　蛇床子　地骨皮各三两　煎汤熏洗，一日两次，二三日效。　又，胡麻嚼烂敷之。并治阴挺。又，鲫鱼切片，以稀布裹纳阴户内，其虫尽入布眼，纳二三次，以出尽不痒为度。再用蛇床子、朴硝各五钱煎水二碗，洗疮拭干，以乳香、没药各一钱五分研末，加枯矾六分擦之，尤效。　又，蛇床子一两，艾叶、明矾、五倍子、杏仁杵碎，各五钱，川连三钱，煎汤，先熏后洗，即愈。

阴肿　甘菊苗杵烂煎汤，先熏后洗。　又，作痒者，大蒜三两切片，煎汤洗之。并治阴挺。　又，产门两旁肿痛，手足不能伸舒，用四季葱入乳香末同捣成饼，敷患处。

阴中肿痛　炙枳实以熨之。　又，防风三两，大戟二两，艾五两，切，以水一斗煮取五升，温洗阴中，日三次，良。　又，矾石熬，二分，甘草炙，五厘，大黄一分，捣筛，取枣大，绵裹纳阴中，二十日即瘥。

阴户疼痛　食盐炒热，青布包裹熨之。　又，葱头加乳香捣融敷之，极效。　又，痒痛不可忍者，枸杞根一斤，水三升，煮十沸，适寒温洗之。并治阴肿或生疮。

子宫大痛不可忍　五倍子、白矾煎汤熏洗，又将二药研细末掺之。

阴挺　白果嚼融敷之。　又，川椒、乌头、白及各二分，为末，绵裹纳阴，令入三寸，腹中热，明旦更着，瘥止。一方无川椒。　又，水仙花兜交红糖捣极融烂敷之。又，茄根烧存性为末，油调在纸上，卷筒纳阴中，一日一上。　又，鲫鱼生煎炼油涂之。或用鲫鱼胆搽之。又，藜芦为末，猪脂调涂，一日一易，努肉自入。又，槐白皮炒煎水，日洗数次，甚效。　又，大蒜煎汤洗，以愈为度。

童女交接，违理出血　烧发并青布研末涂之。又，用绵花展灰塞。　又，割鸡冠取血涂之。

妇人交合，痛不可忍　黄连六分　牛膝　甘草炙，各四分　右三味切，以水四升煮取二升洗之，日三四度，瘥止。

交接伤阴，出血不止　五倍子研极细末掺之。

裹小脚法　皮硝　凤仙花子　石榴皮各五钱　茵陈四钱　煎水洗不可用手洗，脚自柔软易裹。　又，凤仙花连根一并捶烂煎汤，常常洗之，脚亦柔软，不受痛苦。又，杏仁一钱，桑白皮四钱，水五碗，新砂罐煎至三碗，入皮硝五钱，乳香一钱，用纸封口煎化，将脚先熏后洗，三日一次，十余次后软若束绵也。　又，乳香、没药各一钱，去油，蓖麻子炒，川乌、草乌各五钱，共为末，将肥皂二十个，去弦及内外筋膜同药捣极烂，先一日敷在足骨上，过一夜洗去，骨软如绵，甚效。并治夹棍，先一日做四饼敷两拐骨过夜，次日洗去，任夹无妨。

缠足生疮　荆芥烧灰葱汁调敷，先以甘草汤洗之。

**鸡眼痛** 生车前草捣敷之，甚良。 又，生葱剖开，取有沫一边贴患处包好，三日愈。余见足部。

**脚丫及足底弯曲处作痒** 枯矾五钱 熟石膏 轻粉 黄丹各三钱 共研末，开水候温洗净，擦之即愈。 又，如破烂有脓水者，葱汤洗净，用海螵蛸去硬板，三钱，人中白三钱，冰片三分，共为末，每用一钱，搽之效。

**妇女性妒** 取本妇月经布包虾蟆一只，离茅厕前一尺远埋之，即不妒。以上杂症。

## 儿科

**初生气绝不啼** 切勿断脐，即取小锅烧水，以胎衣放热水中，并以水洗脐带，俟暖气入腹，儿气即回，啼声发出矣。若先断脐带者，不治。

**初生去毒开口法** 小儿初离母体，口有液毒，形如血块，啼声一出随即咽下，而毒伏于命门，他日发为惊热、疮疾、恶痘等症，须于未啼，急用丝绵裹指，挖去口内浊秽，以清脏腑。

**小儿初浴** 新生时用益母草五两煎水浴，不生疮疥。

**初生无皮** 色赤有红筋，乃受胎未足也，用早稻白米研细末，频扑之，皮肤自生，名先天粉。 又，以东向陈壁土研细末掺之，亦能生皮。

**初生遍身红赤** 用浮萍、水苔捣取汁，调朴硝、赭石末敷之。

初生遍身如鱼脬，或如水晶，破则水流不止　以密陀僧研细末掺[1]之。

三朝浴儿　取桑、槐、榆、柳、桃嫩枝各二三十段煎汤，候温浴儿，可免疮疥。

治儿啼　取犬头下毛，以绛囊盛系儿两手，立效。

夜啼不止　黑牵牛子一钱研极细末，水调敷脐上，立止。又，五倍子研末，以津唾调作饼子，贴脐上，用带扎之，效。　又，朱砂磨新汲水，涂心窝及两手足心五处，最验。　又，用本儿初穿汗衣放瓶内，自不哭。又，明镜挂床脚下，自止。

曲腰啼哭　此受寒腹痛也。用淡豆豉、生姜、葱白细切、盐共炒热，以手巾包熨肚上，立止。

遍身奇痒，叫啼不止　生姜捣烂，稀布包擦，甚效。

身如蛇皮鳞甲　名胎垢，又名蛇胎。用白僵蚕去嘴为末，煎汤洗之。或加蛇蜕研末和入，亦可。

身热　苦参二两煎汤浴之。　又，郁李根煎汤浴。

壮热　李树叶一斤煎汤浴之，良。并治小儿疟疾及惊痫。

小儿瘟疟，积热不解　菖蒲煎汤浴。

初生疟疾　赭石二钱，醋煅　朱砂五分　砒霜二分共为末，以纸包七重，打湿煨干，入麝香一分再研细，麻油调搽鼻尖上及眉心、四肢，神验。

---

① 掺　通罨。

患黄　韭根捣汁，日滴鼻中，取黄水出，愈。或用黄疸门黄蜡纸筒方治之，稳而且妙。

小儿客忤，发作有时　取母月衣覆儿上，大良。

赤白痢　莨菪子、羊肉薄切，布上绵裹纳下部，不过两次瘥。

饮食停滞，饱闷不消　糯米一升炒热，分作二布包，轮熨脐腹，助其脾气转运，立消。

伤冷食及难化之物　生姜切片　紫苏各四两　煎浓汤，置浴盆，令小儿乘热坐汤，以手揉其胸腹，以热汤淋之，气通即化。或用二味捣烂炒热，分作两布包，轮流熨胸脐，如冷再炒再熨，神效。

小儿无故卒死　取葱白纳入下部及两鼻孔，气通或嚏即活。

痰喘　巴豆一粒研烂，绵裹塞鼻，男左女右，痰即自下。

截惊　以芭蕉汁、薄荷汁煎匀，涂头顶，留囟门，涂四肢，留手足心勿涂，甚效。

预断惊风　于小儿卧室养鸽数对，令小儿日嗅鸽味，自免。

急惊风　大栀子一枚，研末　鸡蛋一个，去黄用白　调匀，搽儿腹四围。　又，明雄黄五钱，砂仁六分，栀子五枚，炒，冰片五厘，共为细末，以鸡子清调敷肚之四围，如碗口大，安脐眼，入麝香五厘，上用绵纸盖好，再以软绵扎之，一昼夜后，温水洗去，神效。　又，甜杏仁、桃仁各六粒，黄栀子七个，共研烂，加烧酒、鸡子清、白干面，量患者年岁作丸，如胡桃大小，男左女右，置于手足二心，用布条扎紧，一周时，手足心均青蓝色，则病已除矣，效甚。

慢惊风　大红芙蓉花一朵　将花心紧对小儿肚脐中贴，再用鸡蛋一个煎饼，置花蒂上，一时即转。　又，胡椒七粒，生栀子七个，葱白七根，飞面一撮，共研末杵和，再加鸡子清半个调匀，摊青布上，贴小儿心窝，一日夜除去，有青黑色即愈。如不效，再贴一服。愈后仍当服补脾之药。

急慢惊风　白颈蚯蚓刀截两段，跳急者，治急惊；跳慢者，治慢惊　加入麝香一分，捣烂贴当脐，外以膏药盖之。又，用白丝毛鸡乌骨绿耳，又名绒毛鸡，又名白凤凰，多出江西泰和县，以鸡尾粪门向小儿肚脐上，无风鸡则远去，有风鸡必贴紧吸拔风毒，少时即愈，神效之至。愈后须用麻油灌入鸡口，以解其毒。并治大人阴症。　又，杏仁、桃仁、糯米、胡椒、栀子各七枚，共捣极烂，用鸡子清调飞罗面敷足心，男左女右，敷过夜，次日脚板甚青黑，即愈。　又，芙蓉嫩叶约五六瓣男单女双一作男双女单捣烂，用鸡蛋和入，煎熟作饼，贴脐上，冷则随换，立愈。

惊风烦热　慎火草煎水浴之。

暑惊　生半夏　皂荚等分　研末，吹鼻取嚏，即愈。老少并用。

乌痧惊风　遍身都乌，急推向下，用黄土一碗研末，入陈醋一钟，炒热包定熨之，引下至足，刺破为妙。

小儿痫疾，及诸病后天柱骨倒，乃体虚所致，宜生筋散治之　木鳖子六个，去壳　蓖麻子六十粒，去壳　研匀，先包头擦顶上令热，以津调药贴之。

小儿鼻塞头热　用薰草即蕙，一两，羊髓三两，铫内慢火熬成膏去滓，日摩背上三四次。

头缝不合即解颅　防风　白及　柏子仁各等分　为末，以乳汁调涂，一日一换。　又，干姜七钱，细辛三钱，肉桂五钱，共为末，姜汁和敷颅上，小儿面赤即愈。　又，南星微泡，为末醋调摊旧绸上，贴囟门，用热手时时熨之，干则用热醋润湿。　又，茵陈、车前子、百合各五钱，为末，乌牛乳汁调涂足心及头缝开处，用绸包裹，二日一换。

囟肿　生下即肿者，黄柏末水调，贴足心。

囟门陷下　乃受冷所致，用半夏末水调涂足心。

小儿发迟　陈香薷二两　水一盏，煎三分，入猪脂五钱和匀，日日涂之。　又，楸叶中心汁频涂。

小儿闪癖，头发觉黄，极瘦弱者　干林擒脯研末和醋敷之。

头面胎毒　桐油调轻粉涂之，多年不愈皆效。

小儿疖愈后，脱疤不长发　用饭蝇捣涂，立生。

秃疮　松香研末，五钱猪脂调擦，一日数次，数日即愈。　又，腌茄子炙灰，麻油调涂。

蟮瘖头　活虾蟆一只剥一整皮贴疮上，奇效。　又，大蚌肉捣烂，加冰片少许摊患处，立愈。

一切头疮　松脂研细　轻粉各五钱　和匀油调敷。

黄水头疮即肥疮　水边乌桕树根晒研末四五钱　雄黄一钱　生油调涂。　又，鸡蛋三个煮熟去白用黄，炒枯出油搽上，三五次即愈。

小儿目闭　桑叶、白菊花煎汤，以青绸擦洗之。

蓐内赤眼　生地黄薄切，冷水浸贴。　又，取黄柏以乳浸点之。　又，雄鸡胆灯心蘸点，神效。　又，胡黄连一钱研末，人乳调敷足心。男左女右。　又，以蚯蚓泥捣敷囟门，干则易，三次愈。　又，生南星、生大黄等分为末，用醋调涂两足心。　又，茶调胡黄连末，涂手足心即愈。

眼痛　取淡竹沥拭之。　又，鲤鱼胆点之。　车前草汁和竹沥点之。

误将竹木刺眼　白颈蚯蚓掐断，滴血入眼，刺即出。

小儿耳内湿烂　上梅花冰片二分　炉甘石煅，一钱　枯矾　粉口　儿茶各三分　龙骨煅　海螵蛸　赤石脂各一钱　橘皮炭三钱　蚕茧壳　石首鱼脑骨煅，研细，各二枚　右共为细末，加胭脂边二钱，用纸包固，以水浸湿，用火煨炭存性和匀再研，吹之极效。

耳疮　马骨煅存性研末敷之，又，鸡粪白敷之，佳。

耳痈　地骨皮煎汤洗，仍以香油调末搽。

鼻衄不止　以马粪绵裹塞之。　又，烧发灰末吹鼻。　又，烧桑耳令焦，捣末，纳鼻孔中，作丸塞之，亦得。

生下腮肿　黄柏末水调贴足心，效。

痄腮两腮肿硬有核，又名螳螂子　麝香一钱　朱砂五分　螺蛳七个　同捣如泥，敷囟门上，俟干时自落，切勿剥去。若重者，将针微刺患处出血，以好陈墨搽之自愈。或溏鸡粪涂之，更妙。切勿妄用刀割致伤儿命。后有芙蓉花诸方最妙。　又，蜒蚰一条，银朱一钱五分，同研烂搽肿硬处，勿令擦去，即消。　又，丝瓜烧存性研末，水调搽之。又，橄榄核醋磨浓汁，以鸭毛蘸涂，数次即效。　又，桑柴灰少许，入雄鸡冠血二三滴，再加盐卤一匙和匀，时时搽之。

初生小儿或两腮肿硬，或口内生疮，或生马牙，或重舌、木舌、蛇舌、吐舌、及口不开，不食乳等症　芙蓉花或叶、或皮、或根　捶极融烂，用鸡蛋二个和匀，煎热，候冷，敷心口并肚脐，用布扎紧，屡试如神。　又，生香附、生半夏各二钱，研末，生鸡子清调作饼，贴两足心，一周时即愈。此引热下行法也。　又，吴茱萸四钱好醋调敷两足心。　又，如目舌破烂者，用活鲫鱼以尾入口中，频频摇摆，随摆随换，能去口中热毒。初用时儿尚啼哭，用一二次后，口内生凉，儿自不啼。尾虽有刺甚软，并不伤人，治后即能食乳，不过三日全愈。

鼻疳蚀烂　胆矾烧烟尽研末掺之，一二日愈。

口疳　甘蔗皮烧灰研末吹之，效。　又，吴茱萸二两研末，少加面粉，醋调作二饼，贴两足心，以布扎之，过夜即愈。并治咽喉疼痛。

口疮　荸荠烧存性研末掺之。　又，寒食面五钱，硝石七钱，水调半钱，涂足心，男左女右。

口角生疮　乱发烧灰，猪油调搽。　又，蒸饭时收甑盖上流下气水搽之，效。

口流涎水　新桑根白皮捣自然汁涂，干者煎浓汁涂之，效。

口生白点俗名雪口，又名鹅口　马兰头捣汁抹之，神验。又，槟榔烧枯研末，点之立效。　又，黍米嚼浓汁涂，效。又，赤小豆研末醋和涂。并治重舌。

唇肿　桑木汁涂之。

唇紧　赤苋捣汁洗之。　又，马芥子捣汁晒浓，揩破频涂之。　又，头垢涂之。

重舌　黄柏浸苦竹沥点之。　又，巴豆半粒，饭四五粒，共捣烂为饼，如黄豆大，贴在印堂中，待四围起泡去之，即愈。各项舌病皆效。

舌膜　初生小儿有白膜皮裹舌，或遍舌根，可用指甲刮破，令出血，以烧矾末拌如绿豆大，敷之。若摘去，儿必哑。

舌笋　小儿不吃乳啼哭，即看舌上，倘起白泡一粒，名舌笋，不治即死。急用鲜生地取汁，如无鲜者，以干生地凉井水浸开，捣烂取汁，涂患处数次，渐愈。

木舌 黄葵一钱，为末 黄丹五分 和敷。 又，蒲黄研末，时敷舌上，其肿自消。

舌忽胀大肿硬，即时气绝，名翣舌 百草霜酒调涂舌上，即消。 又，干姜、蒲黄等分为末，干擦患处。

蛇舌其舌常卷两边口角者是 明雄黄研末，点舌数次即安。

舌疮饮乳不得 白矾和鸡子置醋中，搽儿足底，自愈。

语迟 小儿四五岁只会叫人，不能言语，以赤小豆研末，酒调涂舌下，二三次即能说话。

喉嘶声哑 虾蟆胆取汁，点舌上立愈。

颈软 乃肝肾虚风袭入。用生附子去皮脐、生南星各二钱为末，姜汁调，摊贴天柱骨上。

项上瘰疬 以榆白皮烂捣如泥封之，频易。

乳癖 白芥子研末水调，摊膏贴之，以平为期。

龟背 龟尿调首乌末敷背上，日久自愈。

背上起白泡，累如缀珠，一二日即破，脓血外流，痒甚，一处方好，一处又起者 如意草捣烂敷之，长巾缚定，一夜即愈。

腹鸣如蛙 淡豆豉 生姜各二钱，切碎 葱五茎 食盐一两 同炒热，置脐上熨之，效。 又，葱姜煎浓汤洗肚腹，另用葱姜捣烂，炒热作饼，贴脐上，良久即愈。

盘肠内钓腹痛 葱汤洗儿腹，仍以炒葱捣贴脐上，良久尿出痛止。

肚脐肿出　红饭豆　淡豆豉　南星去皮脐　白蔹各一钱　共为末，用芭蕉无叶用根自然汁调敷脐四旁，即愈。

脐烂成风　杏仁去皮研敷。

脐风嘬口　以艾叶烧灰填脐上，用帛缠之。若脐带已落，用蒜切薄片贴脐上，以艾火灸之，候口中有艾气，立愈。

预防脐风　枯矾　硼砂各二钱五分　朱砂二分　冰片　麝香各五厘　共为末，凡小儿下地洗过后，用此末掺脐上，每日换尿布时，仍掺此末，掺完一料，永无脐风等症。

脐内汁出不止，兼赤肿　取东壁土末敷之。　又，大红呢烧灰为末，敷之。　又，甘草炙、蝼蛄熬，各三分，捣末，安脐中，瘥止。　又，黄柏炙，一两，釜底墨四分，捣末，敷脐中，良。　又，白石脂一两研末熬令温，以敷脐疮①，甚良。

脐不干　棉花子烧灰，每用一钱敷之。　又，当归煅焦，研末，胡粉等分敷之。

脐疮　马齿苋烧，研末敷之。

初生肾缩　乃受寒所致。用硫黄、吴茱萸各三钱研极细末，捣取葱汁调药末，涂脐腹，另以蛇床子烧烟熏之，即伸。

初生阴囊过大名胎疝　久恐变成木疝，如过满月外，

① 疮　原作捲，据《珍本》改。

或一岁以内，俟端午日午时，以脚盆盛热水安于中堂，随抱小儿将阴囊放水内一浸，再将小儿在于中门槛上中间一搁，其阴囊上之水印痕于槛，将艾火在槛上湿印处烧三次，其囊逐渐收小如故，神效。 又，石蟹用好醋磨汁搽之。

刿疝胎疝 双蒂茄悬房门上，出入视之，茄蔫，所患亦蔫，茄干亦干矣。又法，双茄悬门上，每日抱儿视之，二三次钉针于上，十余日即消。

肾囊虚肿 甘草浓煎汁，调地龙粪搽之。

阴囊赤肿 老杉木烧灰存性，加宫粉和清油调敷。

忽然阴肿 此被蚯蚓吹肿，合妇人以吹火筒吹之，即消。 又，真硼砂研末水调敷。 又，雄鸭涎抹之即消。

阴囊肿坠光亮，啼哭疼痛 蝉退一两煎汤洗，再用生紫苏叶捣成泥，包之而愈。或用干紫苏研末，湿则干敷，干则香油调敷，虽皮破子出，悉有神效。

初生小便不通 用猪毛于阳物眼上刺去薄皮，即通。

小便数日不通，遍身肿满 苏叶一斤煎浓汤一盆，抱小儿向盆中熏之，冷则再换热汤，外用炒盐熨脐上及遍身肿处，即愈。 又，连须葱白一斤捣融炒热，分作二包，轮流热熨脐下。 又，皂角末吹些须入鼻，令其喷嚏，百药不效者，用此即通。 又，嚼生葱以绵裹少许纳小便道中，即通。

初生粪门闭塞　以金银簪挑开一孔，不可过深，用油纸捻套住，免其再合。

大便不通　白蜜一合煎为丸，纳下部中，即通。

初生大小便不通　急令妇人以热水漱口，吸吮小儿前后心及脐下，数次即通。一方并吸两手足心共七处。　又，连须葱头七个，生姜一大块，豆豉、食盐各三钱，同捣作一饼，焙热掩肚脐上，带扎住，良久自通。

胎癞　土茯苓二两，焙研　苦参五钱，焙研　陈芭扇一柄，炙　用柏油一杯调涂，可除根。此药初搽必痛，过时即止，勿畏也。

水肿从脚起入腹则难治　油杉根切碎杉木切断，内色红者是油杉，若色白者，不堪用煎浓汤，将肿脚先熏后洗，一二次自消。　又，以红糟一大碗加生姜、生葱，三味同煎汤，先熏后洗。

小儿丹瘤　蓖麻子五个，去皮研，入面一匙，水调涂之，甚效。

丹毒　荞麦面醋调涂。　又，慎火草捣以封之，瘥止。　又，捣蓝汁涂之，又蓝靛涂之，妙。　又，苎麻根捣汁频浴，效。　又，丹毒遍身，百方不效者，用芸台菜叶即油菜捣烂敷之，随手即消。如无生菜，以干者为末，水调敷。

火丹热如火，绕脐即损人　马齿苋捣涂之。　又，捣栀子调水涂之。　又，桑白皮煮汁浴。或为末，羊膏和涂。

五色丹游多致杀人　败蒲席烧灰，和鸡子白涂之，效。

赤白游疹，火焱热疮　藻叶捣烂封之。

婴孺风疹，在皮肤不出，及热疮丹毒　慎火苗叶五两和盐三两同绞汁，以热手磨涂，日再。

虫疮　榆皮末和猪脂涂绵上覆之，虫出立瘥。

天泡疮　蓝叶捣敷之，良。

浸淫疮　烧艾作灰敷之。　又，以牛屎烧作灰敷之。

恶疮　取笱煮汁洗之，又烧笱皮芍作灰敷之。又，取豆豉熬令焦黄末以敷之，瘥止。

蠼螋疮　燕窠土研末，以猪脂和涂之，干易。

疳疮　嚼栗子涂之，瘥。

癣疮　枸杞根捣末，和腊月猪膏敷之。　又，煎马尿洗之。　又，指破，以牛鼻上津涂之。

湿癣　桃树青皮为末，和醋频敷之。

疥癣　藁本煎汤浴之，并以浣衣。

## 痘　瘄

免出痘法　除夕昏黄时取大黑鱼一尾，小者用二三尾，煮汤，浴小儿遍体，须七窍俱到，可免出痘。不可嫌腥而另以清水灌濯，如不信，试留一足一手不洗，他时痘多出在不洗处。此方异人所传，毋以易而忽之。

不出天花经验方 天麻子三十粒，去壳衣，拣肥大者 朱砂一钱，拣明透者 麝香五厘，拣真净者 右三味，先将朱砂、麝香研极细末，后入天麻子共研成膏，于五月五日午时，擦小儿头顶心、前后心、两手心、两足心、两脚弯、两胁共十三处，俱要擦到，不可短少，擦如钱大，勿使药有余剩。擦后不可洗动，听其自落。本年擦过一次，出痘数粒，次年端午再擦一次，出痘三粒，再次年端午再擦一次，永不出痘。如未过周岁小儿，于七月七日、九月九日依法擦之更妙。男女治法皆同。传方之家不出天花三世矣。 又，凡婴儿不论男女，用川楝子选肥大光洁者于臼内捣烂，一岁至三岁七个，水三碗；四五岁者九个，水五碗；六七岁者十五个，水七碗；八岁至十岁者二十个，水九碗；十一岁至十五岁者，用川楝子三十个，水十五碗。新砂锅煎浓，倾入盆内，避风处将新白布一方蘸水，自头至足，遍身洗擦，不留余空，仍将布擦干，避风一刻。捣药忌铁器。非但不出痘，且免疮疖。洗浴日期须择七个除日，洗七次。如五月至八月初止，内有七个除日，俱在热天，更妙。

解秽法 凡犯房事，经水生产秽，以大枣烧烟解之。若防发痒者，以桦皮和大枣烧烟解之。被酒气犯者，以葛根、茵陈蒿烧烟解之。犯五辛气者，以生姜烧烟解之。被死尸气及病气所犯者，以大黄、苍术烧烟解之。被狐臭、犬羊气犯者，则烧枫树叶解之。若遇风雨时者，则烧苍术、枫树叶解之。若血少而浆难之痘，则忌烧苍术，盖恐愈燥而浆愈难耳。若遇诸恶气则以乳香烧烟熏之，以胡荽酒喷之。俗有煮醋熏痘者，以醋能活血，殊不知醋能收敛，大非所宜也。

暑月出痘　房中多置凉水，以收热气，心自清凉。

冬月出痘　房中多置炭火，以除寒气，使血气和畅为妙。

防痘入目　胭脂不拘多少，口中嚼汁频揩眼眶，则痘不入目。如已见点，用牛蒡子不拘多少，在母口中嚼烂贴儿头囟门，甚良。　又，白芥子末水调涂足心，引毒归下，令疮疹不入目。

痘出眼中　本儿生母中指上刺血一点滴入眼，痘即移出。　又，猪血点之，即不出翳。　又，黑狗耳上血一滴点眼内，其痘即除。　又，鳝鱼尾血点之，即移开。　又，象牙磨水，滴入眼中，即退。　又，蜒蝣虫放眼皮上，周围走动，吐出涎水，其痘自散，屡效。又，细茶叶口嚼敷眼外。　又，鲫鱼胆点之，良。鳝鱼胆亦可。　又，益母草浸水点之。　又，轻粉少许，东丹倍用，共研末，卷入纸条，剪断见药，或注葱管内入耳，左眼则置右耳，右则置左，即移去。并治痘后目中有翳。

出痘眼目红肿　人乳汁蒸热点之。　又，金银花、胭脂、人乳汁，取灯心蘸点之。

出痘眼有脓血　兔子粪清油调涂。

出痘眼痛　翳子草捣烂，左眼痛塞右鼻，右塞左鼻。

舌与鼻孔有痘　黄丹　老土砖　共为细末吹之。又，青扣布烧灰吹之。　又，硼砂、檀香烧枯，共为末吹之。　又，先用皂角末吹入，再用黄蜡塞鼻。

舌上有痘　人中白焙　硼砂　儿茶　共为末掺舌上。　又，先用茶洗净，将金墨磨水粉调涂之。　又，先用盐茶洗净，用黄柏、黄连、元参、苦参共为末，蜜调涂之。又，鸭粪烧灰研末，鸭毛蘸掺之。

舌上烂痘　用油胭脂敷最妙。　又，硼砂水飞、冰片点之。

出痘肾肿　桑树皮、细茶、生姜、槐树皮共捣，清油拌炒包之。　又，若肾红肿，取蓝靛脚汁擦之。或用青黛敷之。　又，如风肿者，用盐炒热熨之。或用槐花叶炒热敷之。

肾嘴有痘　公鸭嗄气数次，即消。

阴口有痘女子阴内有痘同[①]　雄黄研末，清油搅匀，鸭毛蘸擦。

痘症小便不通　细茶嚼融，纸包敷脐上。　又，樟树皮、姜、葱、老艾共捣烂炒热，放小肚上，女人放阴门上，即通。

痘症大便不通　葱一把捣作饼敷脐上，用锡壶盛滚水熨葱上，即通。

女子出痘，天癸忽至　月月红连枝叶煎汤抹周身。

---

① 同　原作问，据《珍本》改。

孕妇出痘，腹痛胎动　益母草　莲蓬壳俱烧存性　艾叶　共研末，醋调敷脐，连换三次，胎自安。　又，或胎欲下，及死胎不下，蜣螂虫连所堆泥一并焙末加威灵仙同研，用酒调为丸，纳脐中，将膏药贴住不拘何项膏药三炷香久为度，其胎即下。并治经闭不通。

闷痘及毒重　闷痘毒重至三四朝后，或二便下血极危者，觅活蟾蜍，至少四五十只，将儿脱尽衣裳，盖在被内，令侧卧，轻将蟾堆在前后心，以次排放至下身，蟾得温气自能将头顶住儿身，儿得蟾酥开窍，痘自出矣。不要惊动，一昼夜后将蟾取出，用冷水频频浴之，以解痘毒，切不可伤之。冬间蟾在向阳桑树下掘之可得。

杂痘一齐涌出　杨柳叶、柑子叶、老艾叶、腊树叶共煎水，遍身洗之即退。　又，清油一杯、白蜡、生姜汁、朱砂、雄黄共熬热，从头至足，遍身一揩，杂痘即退，正痘即见。

痘症发热，胡言乱语　千脚泥捣碎，鸡子清调敷脐上。　又，蓝靛脚汁一杯燕子泥调敷脐上，烧五寸香久，取去。　又，生萝卜捣烂，和铅粉作饼，敷脚心。又，燕子窝泥鸡子清调饼敷脐上。　又，小雄鸡一只剖开，用雄黄、麻油涂入鸡肚内，将鸡敷脐上，最稳最妙。并治痘齐热退爱睡地上。

皮肉红肿而痘不肿　黑豆、绿豆、红饭豆共研细末，再将醋研为浓汁，以鹅毛扫之，神效。

痘疮发痒　茵陈烧烟熏之，良。

痘中生蛆，痒不可忍　桃叶不拘多少，揉软盖在痘疮上，并垫身下，即消。　又，醋汤遍身喷之。　又，嫩柳叶铺席上卧之，蛆尽出而愈。

痘疮黑陷　沉香　檀香　乳香各等分　爇于盆内，抱儿于上熏之，即起。

痘中黑疔　将疔挑破出紫血，以蒲公英膏涂之。

痘症溃烂，脓水淋漓　多年盖屋茅草洗净焙干，为末掺之，神效。　又，松花粉掺之，效。　又，黄牛粪焙干研末，清油调敷。　又，紫草、麻油熬成膏，和白腊再熬数滚，取起敷之。

烂痘及面上抓破者　密陀僧　滑石各二两　白芷五钱　共研极细末，湿则干掺之，或用白蜜调敷，良。

痘不落痂　羊胫骨髓同炼蜜一两，轻粉一钱，和成膏涂之，痘痂即落，且灭瘢痕。　又，猪骨髓、白蜜共捣匀，火上熬三五沸，待冷用鸡翎刷上数次，即落。又，十二朝不落，不免痘毒等症，煮鸡蛋黄去白，用铁勺炒取油，冷定，鸡毛蘸涂，立落如神。

痘毒　糯米粽尖焙灰冷定，同百草霜拌匀，洒毒上，神效。　又，生螃蟹、飞罗面捣膏，贴患处，效。又，陈小粉、山药共捣烂敷患处，干则换，毒即退。如已烂，用杜仲、牡蛎、煨石膏各等分研细，以白蜜调敷，干掺亦可。

移痘毒法　痘毒生要害之处，如两臂弯、两腿弯，谓之四环痘毒，不伤命即残废。当用移毒之法。以生黄豆在口中嚼烂，涂痘毒上，不必留头，连涂数次，轻者消散，重者移生他处，极效。

痘后余热结毒，缠绵不愈　赤豆　黄豆　黑豆各等分浸水中一日，捣烂涂患处，干即更换，敷上用油纸隔，包好立愈，名三豆散。

痘后余毒，结成痈疽，连珠不已　马齿苋捣汁　猪油　白蜜各一碗　共熬膏涂之。并治年久恶疮、头上秃疮。

痘后风眼，或起翳，或红赤　经霜桑叶七斤，或冬至收，或立冬收蒸水半钟，加入食盐少许早晚洗。　又，顶上胭脂泡水，铺纸上，以新笔在纸上蘸水，一日点三次，三日即愈。　又，仰卧床上，取黄鳝尾上血滴入，闭目少顷，拭去，一日三五次，即愈。重者数日全愈，但必须鳝鱼尾血，每次换一鳝，用过即放去。诸药不效者，此最应验。

痘后两目难开　灯心蘸清油润眼上。又，黄柏末入水久浸，将纸染湿，铺眼胞。　又，黄连、黄柏、黄芩、元参乳汁调匀，饭上蒸，擦之。　又，黄豆口嚼成饼敷之。　又，自己热小便黄纸浸湿贴之。

痘后耳内肿痛，时流脓血　先用棉花搅净脓血，然后用黑砂糖调水少许，滴入耳中，其痛立止，其汁自干。戒勿抓挖，即愈。

痘后肚腹肿胀　黄柏、苦参共为末，清油调匀，熬过作膏，贴之。　又，桐子叶滚水泡软用清油、雄黄涂叶上，贴三五次，效。 又，灯花数十朵，入盐炒过，加铅粉调成饼，贴脐上。

痘后遍身无皮，脓水不绝 茶叶去梗热水泡透铺床上，睡上一夜，脓水自干。

痘后虫蚀痟疮，脓水不绝 出蛾蚕茧不拘多少，将生明矾末入内填满，烧令汁尽成灰，为末掺之，即愈。

痘风疮逢春即发 黄丹、黄芩、黄柏、大黄、轻粉共为末，猪油调敷。

疹发未透，冒风忽隐，肿胀气促，命在顷刻者 生葱头一二斤连须捣烂，放盆内，盆置床上帐中，盆面横一板，将儿坐于板上，然后将滚水冲入盆内，以葱气熏儿周身，稍温即抱起，在帐内勿受一线风吹，疹仍透出而安。

麻发不透，气喘欲死 脂麻五合以滚水泡之，乘热熏头面，即发。 又，沉香、木香、檀香不拘多少，于大盆内焚之，抱小儿放烟上熏之，即起。

麻症作痒 好白蜜调水，以鹅翎时时蘸扫。

瘖乖 用桃叶浸盐卤擦。

羊毛疹眼目黄色，指甲多紫色 用烧酒抟黄土，慢揉擦心口。

## 急 救

救缢死 凡缢从早至夜，虽冷亦可救。从夜至早稍难。若心下温一日以上，犹可救。不得截绳，但缓缓抱解放卧，急用手裹物紧塞粪门，妇女并塞阴户，一人踏其两眉，以手紧提其发，不可使头垂下，一人微微捻整喉咙，以手擦胸上散动之，又轻轻摩其肚腹，一人摩擦手足屈伸之。若已僵，但渐渐强屈之，以两人用竹管吹其两耳，不可住口，或用鸡冠血滴鼻中，男左女右男用雄鸡，女用雌鸡，如此一饭久，即有气从中出，不可松手，少刻以淡姜汤或粥饮与之，令润咽喉，渐渐能动乃止。又，皂荚末用葱管吹其两鼻孔中，逆出复纳之。 又，梁上尘如大豆许，各纳一筒中，令四人各执一筒，同时吹两耳鼻中，极力吹之，即活。 又，炒热生盐两大包，从颈喉熨至脐下，冷则随换，不可住手，其痰尽下，并用人对口以气灌之，其活更快。 又，葱心刺耳鼻中，有血出即活。 又，皂角、细辛等分为末，如豆大许，吹两鼻孔。 又，紧用手罨其口，勿令通气，两时许气急，即活。 又，以半夏末吹鼻中。以生半夏为末，冷水为丸，如豆大，纳鼻中，凡五绝皆治。 又，取活鹅嘴入口内，鹅鸣应声即活。

救溺死 水溺一宿者，尚可救。捣皂角以绵裹纳下部内，须臾出水即活。或屈死者两足着人肩上，以死者背贴生人背担走，吐出水即活。 又，先打壁泥一堵置地上，欲以死者仰卧其上，更以壁土覆之，只露口眼，自然水气嗡入泥间，其人遂苏。虽身僵气绝，用此法亦可救。 又，倒悬溺人，以好酒灌鼻中，立活。一法并灌下部。 又，即脱取暖釜覆地上，以溺人伏釜上，腹中水出便活。 又，倒悬解衣，挑去脐中垢，令二人以笔管极力吹两耳，即活。 又，取灶中灰两石余以埋人，从头至足，水出七孔，即活。 又，炒热砂覆溺者面上，下着砂，只留口鼻，砂冷湿又换，数易即苏。又，醋半盏灌鼻中。 又，半夏末搐鼻。 又，绵裹石灰纳下部中，水出即活。 又，取梯乘其人倒挂，用盐塞鼻填满，盐化即醒，并将盐堆脐上。

救冻死 凡冻死及冬月落水，微有气者，脱去湿衣，随解活人热衣包暖，用米炒热，囊盛熨心上，冷即换之，或炒灶灰亦可。候身温暖，目开气回后，以温酒或姜汤粥灌饮之。若先将火炙，则冷气与火争，必死。又，用毡或藁荐卷之，以索系定，放平稳处，令二人相对踏，令滚转往来如扞毡法扞，候四肢温即活。 又，雄黄、焰硝等分为末，点两眼内角。

救自刎 凡刎颈气颡已断者，不治。如只食嗓断，可用鲜桑树皮内白作线缝断处，外用活鸡干拔去毛，取胸前皮一块带热贴上，勿令透气，七日后自长好。如不能动手缝，只以鸡皮贴之亦佳，迟则风入血干不治矣。

救魇 魇死者，不得近前呼叫，但唾其面，不醒，即咬脚跟及足大拇指，略移动卧处，徐徐唤之。原无灯不可用灯照，待少苏以皂角末吹鼻取嚏。或以姜汤灌之。又，用笔管吹两耳，及取病人头发二七茎捻绳，刺入鼻中。 又，雄黄末吹两鼻中，佳。 又，灶下黄土为末，吹入两鼻孔中。桂心末亦可。　又，以笔毛刺两鼻孔，男左女右，展转进之取起。　又，研韭菜汁半盏，灌鼻中，冬用根亦可，得嚏。　又，大块明雄黄朱砂亦可戴头上，并系左腋下，可免鬼魅，并解恶梦。　又，青木香纳枕中，并带之，令人终身不魇。　又，卧时以鞋一仰一覆，或以红毡、红布之类枕头，即安。

救中恶　凡中恶、客忤、猝死者，或先病及睡卧间忽然而绝，皆中恶也。用韭黄心于男左女右鼻内刺入六七寸，令目开血出即活。此与魇死俱不可用火照，但痛咬脚跟即苏。又，用皂角或生半夏末如大豆许吹入两鼻中。又，取真珠研末，画鬼字，于舌上，额上亦画鬼字，验。　又，口噤不开，用生附子末置管中，吹纳舌下。又，用羊屎烧烟熏鼻中。　又，绵浸好醋半盏，手按令汁入鼻中，及捉其两手，勿令惊，须臾即活。　又，以葱刺入耳中五寸，鼻中血出即活。如无血出，即不救。

救中暍　中暍不省人事者，与冷水吃即死，急取灶间微热灰壅其脐，开一窝，或道上热土壅之。淋以热汤，或令人溺之，即愈。　又，令人口嘘其心前令暖，数易人为之。

救雷击死　蚯蚓捣融敷脐上，半日即活，仍祷谢雷神，虔心忏悔，并戒杀生。

救烧酒醉死　用热豆腐细切片遍贴之，冷即换，苏醒乃止。

## 杂　症

昼夜不眠　用新布火炙熨目，并蒸大豆二三升分作两囊，更番作枕，冷即易，终夜常枕之，自愈。

辟秽　丁香一两为末，川椒六十粒和之，绢囊盛佩。

中井塚毒气　取他井中水洒身上，至三食顷便活。若东井取西井，南井取北井中水用之。

邪魅浸人　用鳖甲同苍术焚之，即绝。

山魈木客，以及狐狸虫蛇附身作祟　用生桐油搽下身不便处最妙。或以本人裤子包头，妖则大笑而去，永不再犯，似嫌其不洁也。或以珠兰根涂下身更妙。又，佩真麝香两余，其怪自绝。

卒中虫毒下血如鸡肝，昼夜不绝，脏腑败坏待死者　以蘘荷叶密置病人席下，勿令知之，必自呼虫主姓名。

竖头肉又名饭休　人乳、绿矾各少许涂之即愈。　又，用臭虫研涂。　又，鲜红菱柄擦之即落。

铁针入肉　真磁石一两研末，用茶油调敷皮外，离针入处寸许，渐渐移至针口，由受伤原处而出，神效。又，生癞虾蟆眼珠放针口，半日后自出，神效。

针刺入肉　蝼蛄脑同研硫黄末研敷，觉痒自出。又，陈腊肉连皮并肥者贴之自出。

竹木刺入肉　鹿角烧灰研末，以水和涂，久者一夕即出。　又，取羊粪燥者烧灰，和猪脂涂之，若未出重敷之。　又，嚼白梅肉敷之。并治刀箭伤出血。　又，捣乌梅水和涂刺上，立出。　又，温小便渍之。　又，用牛膝根茎合捣以敷之，疮虽合，其刺犹自出。　又，头垢涂之。　又，生蒲公英捣烂敷，虽肿烂日久，亦效。又，蜣螂研末敷之。　又，鲜虾、黄雀粪共捣，罨上即出。　又，土狗捣烂敷之。又，桐油频涂。　又，生地嚼烂罨之。　又，松香敷上，用布包裹，三日必出，不痛不痒，甚妙。

磁片入肉　白果要三角形者，去壳与心不拘多少，浸菜油内，取出捶融贴之，日换一次，虽入肉多年烂而不出者，三次即愈。

水银入肉　真川椒研末，鸡子清调敷，用布包紧，过夜即出。

灸疮　白蜜、乌贼鱼骨末，各一两和匀涂之。　又，芙蓉花叶研末敷之。

解贴巴豆处溃烂　生黄连末水调敷。

## 余　录

驱蚊　取池中浮萍晒干，晚间与苍术、白芷同焚，蚊感其气，悉化为水。　又，浮萍晒干为末，加樟脑一钱拌匀，作丸如弹子，焚之。　又，鳖甲、夜明砂同捣为末焚之。　又，麻叶烧烟逼之。　又，好醋浸浮萍一宿，阴干熏之。　又，四月收楝树花及叶，阴干同熏，上用青草少许盖之。

收蚊　五月五日取癞虾蟆一只剖开，不去肠杂。埋入十字街心，六月六日取出，将虾蟆肉在房中壁上画一圈，其蚊尽入圈内，此房永无蚊患。

驱蝇　用藁本煎汤，浸抹布，拭酒器并桌子，自不来。　又，烧陈茶末熏之。

驱鼠　黑犬血和蟹烧之。　又，荷花梗塞穴，鼠自去。

捕鼠　取蟹黄阴干，同安息、鳖甲、芸香焚于屋中四壁，自然走出，送于野外，勿伤其生。

除壁虱　水中浮萍长茎两边生叶者焙干床下熏，并辟一切虫。　又，蟹壳烧熏，可除根。　又，木瓜切片铺席下，并烧烟熏之。　又，硫黄数钱为末，和棉花子烧烟熏之。

辟蠹　芸香即七里香置书中及席下，自去。

辟蠹鱼、跳蚤、虱子、臭虫、白蚁　顶上银朱一两纸卷烧熏，一切虫蚁、蜈蚣闻之即死。

辟白蚁　栀子能消白蚁为水。　又，竹鸡一叫，皆化为水。并去壁虱及一切虫。

治八角虱　磨镜泥涂。　又，百部二钱烧酒浸搽擦，尤效。

去虱　百部、秦艽为末，入竹笼烧烟熏之，自落。亦可煮汤洗衣。　又，白果三十枚加水银二三分捣研，野菊花三钱研末，同和浆内浆衣，永不生。

辟蜈蚣　头发烧烟熏床下或厨房，蜈蚣闻之入土三尺。或用前银朱方尤效。

辟蛇　香白芷栽植园中，蛇不敢入。　又，独脚莲草初发生时，便似莲房，栽植园中，蛇虺不敢过其下。又，烧羚羊角。　又，用雄黄如桐子大烧烟，以熏衣服被褥类，则蛇不敢近。　又，干姜、雄黄、生麝等分，捣匀，绛囊盛佩，男左女右。

捕蛇　取鸡粪于上风烧之。　又，荔枝、桂圆核同烧，即不能行动。

辟盗贼、刀兵、疾病、鬼怪、虎狼、蛇虫　萤火虫　鬼箭羽　蒺藜各一两　雄黄　雌黄各二两　羚羊角煅存性，一两五钱　枯矾一两　铁锤上木柄取锤眼中者烧焦，一两五钱　共为细末，加雄鸡冠一具，鸡蛋数枚，黄丹五钱，和捣一千下，为丸如杏仁大，用三角形绛色绸包，每盛五丸。入病人家带左臂上，从军系腰中，居家挂门上，行船挂船头，可避盗贼、刀兵、疾病、鬼怪及虎狼、蛇虫。有人在军中佩带此药，贼放箭炮离身数尺即落，不能伤人，此务成子方也。见《本草纲目》萤火小注。

止火法　凡遇火起之处，用鸡蛋三个，每个大头写温字，小头写琼字，向火焰绝高处尽力掷去，口念“敷施发润天尊”，连掷连念，其蛋落处火焰自低矣。　又，火起之处，不论远近，各家男妇大小每人持米一盘，诚心向天摇簸，口念“敷施发润天尊”，其火自熄。

渡江胆怯　用黄纸以朱砂写“禹”字戴身旁，自安。

# 跋[①]

《外治寿世方初编》四卷，予友邹君俪笙所手辑，而嘱予校勘者也。外治之法，唯针灸最古，然非熟读《灵枢》，深明经络者，不能用以施治。故世之医者，动以法仲景为言，而实未窥仲景之堂奥，不过废弃针灸，仅知以汤液治病而已。第老人小儿不喜服药者多，一则精血耗竭，一则脏腑娇嫩，要皆不堪攻伐。产妇痨人用药更难。古方所以有熨浴熏蒸法，以补其术之穷，唐宋诸公，在在请求，且有汤药不能尽病之说，则除针灸以外，非用熨浴熏蒸之法，将何以收其功效。是编之成，固宜于穷乡僻壤医家鲜少之区，亦岂不为杏林切要之书哉。

光绪三年丁丑天中节新安胡增彬谦伯氏跋

---

① 跋 此字原无，据文义补。

# 外治寿世方续编

# 序[1]

不药中医之说，出自前汉书。可知扁鹊、仓公古不常有，而庸俗者流古亦未尝少也。语有云：腑肺而能语，医师色如土。今之医师庸俗者多，知医道者能有几人。要皆谋饮食之精美，衣冠之华好，出以求知于当世大老妇[2]，博床头人之一笑耳。假使腑肺能语，此辈之谋生拙矣，当不只面色如土而已。嗟乎！扁鹊、仓公世不多见，腑肺又不能语，使误服药而更速其死，不如不服药，以求一线之生。此予《外治寿世方》所由辑也。丁丑四月成初编四卷，付之剞劂，方皆简便居多，其药料繁重、修合费力者，别录一册，以待好善之士。盖膏药多验于穷苦之人，亦唯穷苦之人所最信。若富贵之家，一有微恙，亲朋省问各举所知，势必名医列座议论风生，况参茸久视为常食之品，奚暇以膏药愈疾哉。兹杂录各膏丹之方为上下两卷，随得随抄，未分门类，待初编梓成，再谋付梓云。

光绪三年九月中澣海宁邹存淦俪笙甫自识

---

① 序 此字原无，补。
② 此处疑有脱文。

# 卷上

## 见 岘 膏

专治风寒湿气骨节疼痛、历节、痛风、痿痹、麻木不仁、鹤膝风、偏头风、漏肩风等症，并治跌扑闪挫等伤。阴症无名肿毒已破烂者勿贴。小儿孕妇勿贴。

活短头发晒干，二两，用壮年人剃下者　大黄　灵仙　雄鼠粪各一两　川乌　草乌　刘寄奴各八钱　土鳖虫大者三十个　羌活　独活　红花　蛇床子　苍术　当归　生南星　生半夏　白芥子　桃仁各五钱　右十八味俱切碎。樟冰一两　甘松　山柰　花椒　猪牙皂　山甲炙研　荜茇　没药以上各三钱，不必去油，同乳香炙热，同众药研细　乳香五钱　白芷五钱　右十味研极细末。鲜鲜烟叶汁一斤，松香六两收，晒干鲜鲜商陆根汁一斤，松香六两收　鲜鲜闹羊花汁　鲜鲜艾叶汁　白凤仙花汁　老生姜汁　葱汁　韭汁以上各半斤，均用松香三两收　大蒜汁四两，松香二两收　用足秤秤麻油二斤四两，先将头发入油熬半炷香，再将前药入油熬至焦黄色，不可太枯，即滤去渣，再熬至油面起核桃花纹，先加入极细密陀僧四两，再徐徐加入好西硫黄末一斤，投此二味时务须慢慢洒入，不可太多太骤，以滴水成珠离火待温，然后掺入细药搅匀，磁器收贮。熬时须用桑枝不住手搅，青布摊贴，每张净药重四钱，临时加肉桂末五厘，细辛末二厘。

## 七制松香膏

治湿气第一神方。

松香三斤　第一次姜汁煮，第二次葱汁煮，第三次白凤仙汁煮，第四次烧酒煮，第五次闹羊花汁煮，第六次商陆根汁煮，第七次红醋煮。桐油三斤　川乌　苍术　官桂　干姜　白芥子　蓖麻子各四两　血余八两　右八味共入桐油，熬至药枯发消，滴水成珠，滤去渣，入牛皮胶四两　烊化，用前制过松香渐渐收之，离火加樟脑一两，好麝香三钱，厚纸摊之贴患处，神效。

## 九制松香膏一名九汁膏

上好片松香三斤，用清水煮烊，拉拔过倾去水，再换水煮，再拉拔换水，如此以十遍为度，将松香研末　用姜汁、葱汁、白凤仙汁、烧酒、闹羊花汁、商陆根汁、韭汁、童便挨次将松香拌津透，晒干，作八次制过，其第九次将好醋少许不可多再拌松香，晒干研极细末。川乌　草乌　苍术　上肉桂　白芥子　干姜　蓖麻子各四两　血余八两　另用桐油三斤　浸药春五夏三秋七冬十日熬枯，滤去渣再熬，先入广胶四两，俟溶化后将制过松香末筛入收之，离火入樟冰一两，待冷入麝香二钱搅匀收贮，摊贴神效。

## 林屋山人阳和膏

治三阴症，并一切阴疽、恶毒、冻疮。

新鲜大力子根叶梗三斤　白凤仙花梗一斤　麻油十斤熬，次日以大黄、川乌、草乌、附子、肉桂、官桂、桂枝末、当归、地龙、僵蚕、赤芍、白芷、白及、白蔹各二两，川芎四两，续断、防风、荆芥、灵脂、木香、香橼、陈皮各一两，入油熬，要老下乳香、没药末各二两，苏合油四两，搅，临用加麝香贴。

## 沥　清　膏

治湿第一。

生姜　葱白　韭白　大蒜　白凤仙　闹羊花　商陆根取汁，各一碗　加烧酒、米醋、童便各一碗，按次第制松香一过。再用水熬。

川乌　草乌　苍术　白芥子　蓖麻仁　官桂　干姜发团各一两　广胶四两　樟脑一两　和匀，以前制松香收，布摊贴。

## 除湿膏

通治湿热。

羌活　草乌　苍术　防风　黄柏　灵仙　甘遂　大戟　葶苈　半夏　川芎　厚朴　槟榔　泽泻　白芥子　赤苓各二两　黑丑煅　白术　蓖麻仁　赤芍　乳香　没药　黄芩　陈皮　皂角　栀子　生姜各一两　油熬，黄丹收，滑石四两，松香六两，搅。内症贴脐，外症贴患处。

## 保精膏

鳖甲一个　先熬去渣，入熟地八两，菟丝子酒制、肉苁蓉酒洗，各四两，天冬、麦冬、生地、山药、续断、杜仲炒、车前子、巴戟、杞子、萸肉、茯苓、五味子、党参、柏子仁各二两，黄连、当归、白芍、远志、枣仁、覆盆子、金樱子、地骨皮、益智仁、茴香、菖蒲、川椒、甘草、泽泻、黄柏、知母、龙骨、牡蛎煅、骨碎补各一两，麻油熬成膏，黄丹收，加赤石脂四两，搅匀贴。如精寒及精如水者，阳衰也，掺附、桂末贴。

## 养神膏

牛心原个　麻油先熬去渣，入党参、熟地、茯苓、黄芪、白术、当归、远志、枣仁、柏子仁、益智仁、麦冬、木鳖仁、半夏各一两，酒芍、五味子、陈皮、甘草各五钱，黄连四钱，肉桂二钱，陈胆星八钱，麻油熬，黄丹收。朱砂七钱，生龙齿、郁金、菖蒲各五钱，搅。无牛心用龟板、石莲肉、龙眼肉三味代之。此方治一切神病。古云：七情总隶于一心，七气统归于一气。故可以一膏治之。如老人心虚不眠者，用之甚妙。按：神病最难治，古云唯贤者能之。神兼七情，病亦匪一。如悗乱、四肢不举、气闭塞不行及筋挛骨酸等症，往往与杂病相类，苟不求其致此之故，虽百药不效，拙者或误下药，遂致危殆。姑存此膏，以待贤者之正。

## 滋肾膏即三一肾气丸方

生地　熟地　山药　萸肉各四两　丹皮　泽泻　白茯苓　锁阳　龟板各三两　牛膝　杞子　党参　麦冬各二两　天冬　知母　黄柏盐水炒　五味子　官桂各一两　麻油熬，黄丹收，贴心口、丹田。

又，此膏加猪肾一对，猪骨髓一两，熬，即丹溪治痿补益法也。

## 健脾膏即太和丸法

白术四两　茯苓　白芍　六神曲　麦芽　香附　当

归　枳实　半夏各二两　陈皮　黄连　吴茱萸　山楂　白蔻仁　益智　黄芪　山药　甘草各七钱　党参　广木香各五钱　麻油熬，黄丹收，贴心口、脐上。加苍术、大黄各二两，黄芩、厚朴、槟榔各一两，以雄猪肚石上擦净装药熬，尤良。

## 脾肾双补膏即黑地黄丸法

苍术　熟地各一斤　五味子　茯苓各半斤　干姜一两　川椒五钱，或用砂仁末亦可　麻油熬，黄丹收，贴。

## 清肺膏

治肺病，并失音者。

党参　陈皮　贝母　半夏　桔梗　茯苓　桑白皮　知母　枳壳　杏仁　款冬　麦冬　地骨皮　黄芩　生地各一两　黄连炒　木通　五味　苏子　诃子肉　菖蒲　甘草　生姜各五钱　枇杷叶　百合各四两　油熬丹收，阿胶八钱搅，贴胸。

## 补肺膏

治肺虚，或痰、或血、或痿，并一切滋阴降火皆宜，实虚劳通用方也。

鳖甲全个　先熬去渣，入党参、元参、黄芪、紫菀、天冬、麦冬、熟地、生地、地骨皮、山药、贝母、知母、百合各二两，柏子仁、黄柏、白芍、橘红、丹皮、桔梗、赤苓、杏仁、香附、当归、五味、秦艽、花粉、黄芩炒、黑山栀、杞子各一两，柴胡炒、郁金、白术、川芎、蒲黄炒、桑皮炙、黄连、半夏、胆星、甘草各五钱，苏子三钱，薄荷二钱，牡蛎八钱，乌梅七个，油熬丹收，牛胶、白及各二两，调。

## 补　肝　膏

治肝虚气血为病者，或有隐痛并宜，亦虚损通用方也。

鳖甲全个　先熬去渣，入党参、生地、熟地、杞子、五味子、当归、萸肉各二两，黄芪、白术、白芍、川芎醋炒、香附、山药、枣仁、灵脂各一两，柴胡、丹皮、黑山栀、龙胆草、瓜蒌、黄芩、茯苓、木通、羌活、防风、泽泻、生甘草各七钱，黄连、续断、吴茱萸、陈皮、半夏、红花各五钱，薄荷、官桂、乌梅五个，油熬丹收，牛胶三两搅。

## 万　春　膏

治肝胃气、痞块、癥瘕、鹤膝风、疝气、脾虚，一切内症疼痛，跌扑闪挫，风气。

桑枝 槐枝 柳枝各四斤 麻油四斤 熬，铅粉收，桃枝搅。另用生大黄一两五钱，白芷、当归、红花、防风、羌活、独活、生香附、南星、木瓜、佛手、乳香、没药、沉香、丁香、木香各八钱，白芥子二钱，肉桂五钱，麝香一钱，研末，和入膏内。忌火。如火衰泄泻，加硫黄；痞，加米炒。斑蝥去头足掺贴。

## 理血膏

通治衄吐溺便一切血郁、血积诸症。

党参 丹参 黄芪 生地 熟地 当归 川芎 白芍 赤苓 白术 天冬 麦冬 柏子仁 枣仁 远志 五味子 丹皮 地骨皮 龟板 鳖甲 柏叶 知母 贝母 半夏 橘红 胆星 羌活 防风 连翘 荆芥穗炒 白芷 桔梗 柴胡 苍术 香附 郁金 延胡 灵脂 蒲黄 苏木 桃仁 红花 艾叶 茜根 官桂 大黄 元明粉 厚朴 枳实 花粉 续断 栀子炒 黄柏 黄芩 黄连 木通 车前子 地榆炭 姜炭 降香 乳香 没药 苏子 甘草 发灰 百草霜各一两 油熬丹收，牛胶二两 搅匀。又，另用姜、葱、韭、蒜、槐枝、柳枝、桃枝、桑枝、凤仙全株，约各半斤，油熬丹收，薄荷油二钱搅。两膏合并摊贴。

## 专行瘀膏

大黄四两　芒硝二两　柴胡　瓜蒌根　桃仁　当归　生地　红花　山甲　蓬术　三棱　川芎各一两　乳香　没药　官桂各七钱　川乌三钱　油熬丹收，花蕊石一两，血结[①]五钱，另研，搅。

## 控涎丸

治风痰、热痰、湿痰、食积痰，及痰饮流注、痰毒等症，唯阴虚之痰与冷痰勿用。

苍术　生南星　生半夏　甘遂各二两　白术　芫花　大戟　大黄　葶苈　黄柏　黄芩　黄连　栀子　枳实　陈皮　青皮　香附　灵脂各一两　连翘　桔梗　薄荷　白芷　赤苓　川芎　当归　前胡　郁金　瓜蒌　槟榔　灵仙　羌活　防风　苏子　皂角　明矾　白芥子　萝卜子　僵蚕　全蝎　木鳖仁　延胡索　细辛　菖蒲　雄黄各七钱　白附子　草乌　木香　官桂　黑丑　吴茱萸　巴仁　红花　干姜　厚朴　轻粉　炮甲各四钱，研　姜汁　竹沥各一碗　牛胶一两　水煎和丸，朱砂为衣，临用姜汁化开，擦胸背手足心，痰自下。或加党参、犀角。

---

① 血结　即血竭。下同。

此方用生姜半斤，槐枝、柳枝、桑枝各二斤，凤仙花茎子叶全一株，麻油先熬，入前药熬，黄丹收，加石膏、滑石粉各四两搅，贴亦治百病。

## 通 淋 膏

通治膀胱积热，淋秘、尿血等症。

元参 麦冬 当归 赤芍 知母 黄柏 生地 黄连 黄芩 栀子 瞿麦穗 萹蓄 赤苓 猪苓 木通 泽泻 车前子 甘草 木香 郁金 萆薢 乱发各一两 油熬黄丹收，滑石八两搅匀，贴脐下。

## 清凉散血膏

治赤肿不能开目，睛痛热泪如雨。并治撞打眼肿，及外症一切热毒。

紫荆皮 大黄 黄连 黄柏 姜黄 当归 赤芍 白芷 羌活 防风 细辛 南星 薄荷 五倍子 蓉叶 赤豆 花粉 菖蒲各五钱，共研末，以生地黄二两浸水绞汁调药，敷眼胞四周。一方加土朱、石膏各五钱，冰片三分，无土朱用黄丹。按：诸药研末，加牛膝化水，和生地汁为锭，临用或井水或鸡子清磨涂，尤便。

## 明眸膏

治目疾诸症，并通治风热症。

苍术　柴胡　龙胆草　苦参　元参　生地　赤芍　归尾　川芎　荆芥　防风　麻黄　白芷　细辛　薄荷　大黄　芒硝　黄连　黄芩　黄柏　黑山栀　茺蔚子　五倍子　决明子　蓖麻子　羌活　连翘　蓉叶　陈胆星　木鳖仁　杏仁　桃仁　蛇蜕　蝉蜕　木贼草　山甲片　菖蒲　红花　乳香　没药各一两　羚羊角八钱　犀角片二钱　丁香一钱　先用槐枝、柳枝、桃枝、桑枝、枸杞根、竹叶、菊叶各半斤，生姜一两，麻油熬去渣，入药再熬成膏，黄丹收，石膏、黄蜡、松香各四两，羊胆二个，搅匀，掺冰片，贴太阳。

## 开膈膏

治膈症。

党参　白术　苍术　黄芪　茯苓　甘草　生地　熟地　当归　白芍　川芎　天冬　麦冬　黄连同吴茱萸炒　黄柏　知母　贝母　青皮　陈皮　半夏　胆星　乌药　香附　厚朴　枳实　桔梗　瓜蒌　连翘　红花　神曲　麦芽　山楂　槟榔　木通　苏子　草蔻仁　砂仁　木香　丁香　藿香　乳香　大黄　巴豆　黑丑　莪术　三棱

草乌 官桂 雄黄 明矾 郁金 牙皂各五钱 生姜二两 乌梅七个 凤仙子一钱 油熬丹收，摊贴。

## 开关丹

治膈症

胆星一个 瓦楞子一钱五分 生矾 枯矾 雄黄 牛黄 琥珀 乳香 没药 珍珠 白绛丹各五分 白砒用人粪黄泥固煅，取五分 麝香一分 以青鱼胆丸，如芥子大，掺膏贴。

## 调经膏

治妇人经水不调。

鲜益母草四两 党参 当归 香附制 丹参 熟地 白术 灵脂炒 生地各二两 陈皮 青皮 乌药 柴胡 丹皮 地骨皮 川芎 酒芍 半夏 麦冬 黄芩 杜仲 续断 延胡 红花 川楝子 苍术各一两 没药 远志肉 枳壳炒 吴茱萸 黄连 厚朴 茴香 木通 木香 官桂 甘草各五钱 炮姜三钱 雄乌骨鸡一只，竹刀破腹去杂毛，或用全副骨亦可 麻油熬，黄丹收。牛胶二两蒸化搅匀，贴脐下。

## 安胎主膏

党参　酒当归各二两　熟地各三两　酒条芩　白术　淮山药各一两五钱　酒川芎　酒芍　陈皮　苏梗　香附　杜仲　续断　贝母各五钱　麻油熬，黄丹收。一加黄芪、生地各一两。下血者，加桑寄生、阿胶各五钱。子肿，加姜皮、茯苓皮、大腹皮、陈皮、栀子末调。子喘，加马兜铃、桔梗、贝母。子痫，加防风、独活、羚羊角屑。止呕定痛，加砂仁少许。肝脾血热，小便带血，加柴胡、黑山栀。　又，胎动不安，古方一月用乌雌鸡，十月用猪腰入药。

## 专保小产膏

生地八两　当归炒　益母草　黄芩各一两　白术　续断各六钱　酒芍　黄芪各五钱　甘草三钱　麻油二斤　熬，白蜡一两、黄丹十四两收，龙骨煅，一两搅匀，红缎摊贴丹田，十四日一换，将产一月一换。一方无白术加茯蓉。

## 又

保小产先一月贴腰眼，七日一换，过三月，半月一换，十月满为止。如治淋、带、血枯经闭，贴丹田。治肾虚腰痛，贴命门及痛处。诸疮久烂，贴之亦可收口。

党参 当归 生地 杜仲 续断 桑寄生 地榆 砂仁 阿胶各一两 熟地二两 蚕砂炒，一两半 麻油斤半熬，黄丹十二两、黄蜡二两收，下紫石英煅、龙骨煅、赤石脂煅，各七钱，搅匀。一方无赤石脂。如无真桑寄生，可不用，或倍续断。

## 乌金膏

治产后败血为患诸症。

红花二两 熟地 赤芍 莪术煨 全当归 蒲黄炒 陈黑豆 干姜 官桂各一两 麻油熬，黄丹收。

## 又

治产后诸病，消积行瘀甚妙。

当归二两 川芎一两 桃仁 姜炭 甘草 红花 延胡 官桂 灵脂 香附各五钱 麻油熬，黄丹收。

## 宝金膏

通治产后一切诸症，或贴心口，或贴脐下。寒症掺肉桂末贴。

当归四两 党参 香附 川芎 延胡索 苏木 白

术　蒲黄　桃仁　醋大黄　红花　熟地　茯苓　乌药　川乌各一两　牛膝　地榆炭　山萸肉　金毛狗脊　苍术　何首乌　酒芍　灵脂炒　醋三棱　羌活　橘红　木香　良姜　青皮　木瓜　乳香　没药　草乌　大茴　血结　桔梗　防风　天麻　黑荆穗　白芷　细辛各五钱　黑豆　艾叶　牛胶各一两五钱　麻油熬，黄丹收。或加厚朴、枳壳、黄芪、半夏、炮姜炭、吴茱萸各五钱，发团八钱，生姜、葱白、韭白各二两，同熬，槐枝搅。

## 定惊膏此方治热

羌活　防风　川芎　当归　龙胆草　栀子　蝎梢　生甘草　薄荷　竹叶　黄连　麦冬　胆南星　赤苓　朱砂　雄黄　木通　生地等分　丸，临用生姜汁化开，擦胸。

此治小儿肝风惊搐，并胎风。兼清心法。

## 小儿急惊风锭子

并治风痫、破伤风，诸风皆良。

麻黄四两　甘草二两　蝉蜕　僵蚕　全蝎各二十一个　陈胆星一两　白附子　防风　天麻　川乌　川芎　白芷　党参　南薄荷　白术　木香各五钱　干姜四钱　煎膏。蜂蜜二两，牛黄、冰片、轻粉各三钱，麝香一钱，朱砂、雄黄各八钱，和捏为锭，临用淡姜汤同白蜜摩擦胸背。

## 治慢惊风膏

炙黄芪　党参　附子泡，各一两　白术二两　肉蔻仁煨　白芍酒炒　甘草炙，各五钱　丁香三钱　炮姜炭二钱　油熬丹收，掺肉桂末，贴脐上。再以黄米煎汤，调灶心土敷膏外。

## 乾坤一气膏

治诸风瘫痪，湿痰流注，各种恶疮，百般怪症，男子夜梦，妇人赤白带下，男女精寒血冷不育，并贴之。

当归　赤芍　白芍　白附子　白芷　生地黄　熟地黄　炮山甲　木鳖仁　巴仁　蓖麻仁　荆三棱　莪术　续断　灵脂　肉桂　元参各一两　乳香　没药各一两二钱　麝香三钱　阿魏二两　香油熬，黄丹收，贴肾俞穴。如遗精、白带，贴丹田。

## 水火既济膏

治风气、跌打损伤、瘿瘤、烂疮俱可。

麻油二十两　象皮三钱　红花三钱五分　蓖麻仁二十粒　五铢钱两个　蟢子六个　头发一把　红丹八两　同入锅内，

用槐枝捣熬，一滚即起，连锅放水缸内，顿一时再熬，如此数十次成膏，下乳香、没药、儿茶、麝香各四分，搅匀摊贴。

## 内府万灵膏

治跌打损伤，消瘀散毒，舒筋活血，止痛接骨如神。兼去麻木风痰、寒湿疼痛。三日一换。

白凤仙　紫丁香根　酒当归　醋煅自然铜　瓜儿血竭　没药各一两　川芎八钱　赤芍二两　红花一两　醋淬半两钱一个　川牛膝　五加皮　石菖蒲　苍术各五钱　木香　秦艽　蛇床子　川附子　肉桂　半夏　石斛　萆薢　鹿角各三钱　虎骨一对，或用虎骨胶代之　麝香一钱　香油十斤熬，黄丹收，细药后搅。如肿痛者，先用紫丁香根、川芎、当归、白芍、官桂、红花、升麻、防风、山柰、麝香、葱头捣敷，醋浸湿，纸盖上，熨斗熨之，再贴膏。换时有瘀血，用番木鳖、红花、猴姜、半夏、甘草、葱头醋煎洗后换膏贴。

## 内府绀珠膏

治痈疽、肿毒、流注、顽臁、风寒湿痹、瘰疬、乳痈、痰核、血风等疮，及头痛、牙疼、腰腿痛等症，悉验。

麻油一斤　用当归、木鳖仁、知母、细辛、白芷、巴仁、五倍子、山慈菇、红芽大戟、续断、续随子各一两，槐枝、柳枝各二十八寸，浸熬去渣，另用松香十斤，以槐叶、柳叶、桃叶、桑叶、芙蓉叶各五斤煎浓汁，入松香文火熔化，下乳香、没药、血结各五钱，雄黄四钱，轻粉一钱，麝香、阿魏酌用，和入膏内。

## 许真君七宝如意丹

绛囊盛之，佩于胸前能辟邪。如用油熬丹收，贴治疟疾、心痛如神。

党参　川乌　生附子　紫菀　当归　柴胡　厚朴姜制　苦桔梗　吴茱萸　官桂　木香　槟榔　赤苓　皂角　黄连　川椒　干姜　石菖蒲各一两　巴仁五钱　朱砂三钱

此即温白丸加木香、当归、槟榔、生附子也。亦治积聚、癥瘕、鼓胀、痞塞、腹痛、痢疾等，皆妙。可预合。又，温白丸加羌活、独活、防风，即万病紫菀丸。又，去独活，加三棱、甘遂、杏仁、灵仙，即万病感应丸也。

按：右方药料全用，加大黄各等分，油熬丹收，入麝香一钱，搅匀贴，亦妙。

## 同仁堂辟瘟方疫时预合施送

大黄一两二钱　苍术　檀香　山柰　雄黄　朱砂　甘松各一两　川椒　贯众　降香　龙骨　虎骨各八钱　菖蒲　白芷各六钱　官桂五钱　细辛　丁香　吴茱萸　沉香各四钱　共研末，绢包盛佩，辟邪解疫甚效。

## 辟瘟线香

苍术　桃枝各十二斤　香芷　山柰各八斤　甘松　大茴　桂皮　香附　檀香　降香各二斤　乌头二斤　白蒺藜　贯众　鬼箭羽各一斤　雄黄　雌黄各八两　榆面量用

原云：闭户焚之，令烟气随鼻息出入，可以起沉疴，绝传染。远商孤客，乞丐狱囚，皆可施济。凡蛇虫毒气、瘴气、六畜瘟疫皆可熏治。

## 福本集灵接骨膏

川乌　草乌　大黄　当归　生地　红花　大戟　芫花　甘遂　甘草　刘寄奴　紫荆枝　灵脂　地鳖虫　雄鼠粪　上肉桂　山甲　发团　野麻根　麻油二斤半　桐油一斤半　熬，加入乳香、没药、血竭、阿魏各一两，又桃枝、柳枝、槐枝、桑枝各四十九寸。另用地鳖虫、闹羊花收膏。

## 清阳膏

治风热第一。凡头面、腮颊、咽喉、耳目鼻舌、齿牙诸火，及三焦实火，口渴便秘者，又时行感冒伤寒、瘟疫、热毒结胸症、中风热症、鹤膝风等一切内痈、外痈、丹毒、肿毒、冻疮、发热、湿热流注、肠痔，并蓄血症，胸腹胀痛者，妇人热结血闭，小儿惊风痰热，痘后余毒为患，皆可贴。孕妇忌贴。如不碍胎处亦可。

老生姜　葱白连须　韭白　大蒜头各四两　槐枝　柳枝　桑枝各连叶，二斤　桃枝连叶，半斤　马齿苋全用，一斤　白凤仙花茎子叶根全用，半斤　苍耳草　芙蓉叶各半斤　小磨香油五斤　先熬，炒黄丹、炒铅粉收，听用。元参　苦参　生地　当归　川芎　赤芍　羌活　独活　天麻防风　荆芥穗　葛根　连翘　白芷　紫苏　柴胡　黄芩　黑栀仁　黄柏　知母　桔梗　丹皮　地骨皮　黄连　花粉　郁金　赤苓　枳实　麦冬　银花　甘草　龙胆草　牛蒡子　杏仁　桃仁　木通　车前子　五倍子　山慈菇用山豆根代　红大戟　芫花　甘遂　生半夏　大贝母　橘红　陈胆星　升麻　白菊花　石菖蒲　赤小豆　皂角　木鳖仁　蓖麻子　穿山甲　鳖甲　蝉蜕　僵蚕　全蝎　石决明　细辛　羚羊角　大青　蟾皮　香附　白及　白蔹各一两　草乌　官桂　红花　苍术　厚朴　木香各五钱　薄

荷四两　大黄　芒硝各二两　犀角片三钱　发团一两二钱 小磨香油十斤熬，炒黄丹六十两收，加生石膏八两，飞滑石四两，广胶二两，乳香、没药、雄黄、青黛各一两，轻粉五钱，冰片油或薄荷油，二三钱，搅。两膏合并捏如鸡蛋大者数十团，浸水出火毒。每用以一团隔水化开，量大小摊。

一头疼，贴太阳穴，连脑疼贴脑以后第二椎下两旁风门穴。

一鼻塞，贴鼻梁，并可卷一张塞鼻。

一烦渴，贴胸背。

一咳嗽内热，贴喉下、心口，或贴背后第三节骨。

一大头瘟，掺青黛末贴肿处。

一痄腮，贴腮上。

一赤眼肿痛，贴太阳穴，再用五黄锭醋磨敷眼胞及煎汤洗。

一牙宣，贴腮上。

一口縻[1]口疮，掺赴宴散贴胸口或脐上。

一牙疳，掺紫雪丹贴心口。可用人乳煅人中白和冰片吹，并青黛散敷颈上。极盛者，用大黄、绿豆敷足心。

一热实结胸，贴胸背。重者掺大黄、芒硝、甘遂、枳实末贴。

---

① 縻　与糜音同义通。

一耳鸣耳聋，将膏剪半开勿断，夹耳门贴。再用龙荟锭醋敷一周时。如有脓水日久不干，可用枯矾、雄黄、轻粉、海螵蛸末敷。

一风火喉闭，用上清散加冰片、麝香少许掺膏，贴喉中央或颈两旁，或用塞鼻耳。绵裹塞鼻亦可。

一热毒发斑，掺紫草茸末贴心口、背心、脐上。

一鼻渊，贴背后第三节骨。

一鼻衄，贴心口、背心。

一吐血，贴胸背。

一便血，贴脐上，并肛门。

一脏腑火证，贴胸背脐腹。

一尿血，贴小腹。

一热淋，贴脐下。

一肛门肿痛，贴患处。

一热秘，贴当脐。

一大人中风热症，贴胸背及脐上。

一小儿惊风痰热，贴胸背。

一小儿内热，掺朱砂、黄连末贴胸口、背心。

一妇人热入血室，贴心口并期门穴，在两乳旁各开一寸半是也。

一血结胸，掺大黄末贴痛处。

一脚风，贴患处。

一热结血闭，贴脐下。

## 散阴膏一名阳乌膏

治寒湿第一。凡风寒湿痹，筋骨疼痛，及一切气血痰凝滞，阴酸漫肿疼痛，肾虚腰背痛，受寒腹痛，与跌扑闪挫诸痛。又，疟疾、火衰泄泻、脾虚久痢、疝气、冻疮、阴疽等，皆可贴。孕妇酌，如不碍胎处贴亦无妨。

老生姜　葱白　韭白　蒜头　白凤仙花茎子叶根全株　桑枝　槐枝　柳枝各一斤　桃枝八两　干柏叶　艾叶各四两　小磨麻油五斤　熬，炒黄丹收。白芥子　川椒末各二两　干姜　炮姜末各一两　搅，听用。生白附子四两　生附子　生草乌　生大黄各三两　苍术　甘遂　生南星　生半夏　川芎　当归　麻黄各二两　生川乌三两　天麻　荆芥穗　防风　紫苏　细辛　甘草　羌活　独活　蝎尾　陈皮　赤芍　白芷　紫荆皮　石菖蒲　灵仙　蓖麻子　木鳖子　乳香　没药　骨碎补　续断　官桂　广木香　延胡　灵脂　白及　白蔹　僵蚕　皂角　炮山甲　桃仁　红花　自然铜煅　蛇蜕　露蜂房　干地龙　杜仲　香附　木瓜　五加皮　雄黄　明矾　苏木　远志　乌药　牛膝　蛇床子　秦艽各一两　姜制厚朴五两　蚕砂一两六钱　发团二两四钱　小磨麻油十斤　熬，炒黄丹六十两收。加提净松香八两，赤石脂煅，二两，密陀僧、陈石灰、炒鹿角胶或用广胶代，各四两，苏合油、樟脑各一两，搅，与前膏合并摊。

—三阴寒症，贴当脐，并对脐即命门穴或脐下。另用干姜、附子炒熨背心、臂弯、膝盖等处。

—阴毒，贴脐上，再用正阳散炒熨，并缚脐。

—寒痢，贴脐并对脐。

—假阳实阴症，贴脐上，再掺吴萸末贴足心。

—心腹痛，贴当脐并对脐、背心。

—卒中寒，贴背心、脐上，用五积散炒熨，并缚脐。

—男女房劳阴症，掺肉桂、丁香、吴萸、附子、胡椒、麝香末，贴背心、脐上、对脐，及两膝盖等处。再用吴萸、葱白、麦麸、食盐炒热，熨脐并缚。

—阴疸，掺附子、干姜、茵陈末贴脐上，再用一料炒熨并缚。

—阴寒水肿，贴脐上、对脐，再用复元丹炒熨，并缚脐。

—寒胀，掺干姜、厚朴、官桂末贴脐上，再用温胃丹料炒熨并缚。

—寒泻，掺干姜、附子、益智仁、丁香末贴脐并对脐，加艾缚之。或用木香、茴香、肉蔻、吴萸、破故纸、五味子炒熨。

—火衰泄泻，掺肉蔻仁末贴命门穴。

—三阴疟，贴背后第三节骨，再用姜敷两膝。或掺灵仙、肉桂、吴萸、丁香、白胡椒末贴。

—寒实结胸，贴痛处。重者掺肉桂、巴霜、蟾酥、轻粉、麝香末贴。

一脊背腰膝痛，先用生姜擦，后贴痛处。

一寒疝贴脐下，或只用生姜、小茴、川椒、吴萸同食盐炒熨，并缚之。亦有将上药炒热，布包夹囊下，或坐身下。攻心者，用辟寒丹炒熨心腹并缚，可加牛膝、槟榔引下。

一疝气，掺川楝、茴香末，贴脐下。

一寒湿脚气，贴三里穴在膝盖下三寸，以手按膝中指尖尽处，并贴脚、脚背、脚心，或用川椒、陈艾装布袋蹈脚下，及姜、葱、椒、茴同麦麸和醋炒熨，并摊卧褥上，重取汗。

一湿痰流注等，贴膏后外用白及磨生姜汁围之，则不走。阴疽同。

一妇人白带，贴脐上、对脐、两腰，再用苍术、半夏、附子、干姜、灶心土、官桂、陈壁土、贯众、鸡冠花炒熨并缚脐。

一子宫冷，蛇床子煎洗，脐下贴。

一小儿慢脾风，贴脐上、对脐。

一久寒癖积，掺八仙丹贴患处。

一一切风寒湿痹，如漏肩、鹤膝、走注、历节、瘫痪、麻木诸症，皆先用生姜擦后贴患处。有弯曲不能贴膏处，或用姜、葱、蓬仙草、苍耳草煎熏，及姜、葱汁同醋蒸，牛胶化开，入黄丹、铅粉、乳香、没药和匀涂。

一治风气痛，贴膏后可用太乙针，药末卷纸捻点火熏之。或桑枝扎把烧熏亦可。或炒蚕砂或炒花椒熨之。

## 金仙膏

本古开郁、消积、和中诸方而推广之，能祛风寒，化湿热，并行气血痰食。凡咳嗽哮喘、恶心嘈杂、嗳气吞酸、呕吐噎膈、痞块积聚、肿胀、黄疸、疟疾、水泻痢疾、淋症、疝气、脚气，一切利肺平肝，调胃健脾皆妙。并治心腹胁肋诸痛，周身走注气痛，乳块腹痈肿毒初起，皆可消散。寻常饮食不甘，以此宽胸进餐，胜服神曲、槟榔之属。治症甚多，不能尽述。衰年小儿俱可贴。妇人兼有解郁调经之功。跌打损伤行瘀止痛亦效。此方具理气、理血、升降之用，孕妇忌贴。

生姜　葱白　韭白　蒜白各一斤　槐枝　柳枝　桑枝　桃枝　侧柏枝各半斤　白凤仙花茎子叶根全株半斤　萝卜子　白芥子　山楂子　苏子　艾叶　花椒　菖蒲各二两　陈香橼一两　小磨麻油五斤　熬，炒黄丹三十两收，听用。白术　大黄　苍术各二两　生香附　生灵脂　醋灵脂　生延胡　醋延胡　川芎　白芍　当归　柴胡　薄荷　羌活　独活　防风　白芷　杏仁　神曲　麦芽　陈皮　郁金　半夏　大贝母　胆南星　前胡　乌药　蒲黄炒　赤苓　泽泻　条芩　黑山栀　川乌　草乌　桔梗　甘草　枳壳　蒌仁　大戟　皂角　官桂　槟榔　黄柏

青皮　木香　灵仙　砂仁　川楝　赤芍　桃仁　红花　没药　乳香　三棱　莪术煨　广藿梗　良姜　小茴香　草果仁　连翘　僵蚕　全蝎　木鳖　防己　穿山甲　木通　车前子　明雄黄　明矾　降香　益智仁　吴茱萸　黄连　细辛　蓖麻子　茵陈　生巴仁　厚朴　葛根　甘遂　黑丑头　白丑　陈壁土　轻粉　葶苈各一两　小磨麻油十斤　熬，炒黄丹收，飞滑石六两，牛胶四两，搅，与前膏合并，麻油少酌加。寒症可加肉桂、丁香随症用。

一头痛发热，贴胸口。

一内伤饮食，贴胸口痛处，并脐上。或用菔子、枳实、麸皮、食盐炒熨。

一痰嗽，贴胸口。

一哮喘，贴胸背，及用蓬仙擦背。

一痰饮，贴心口。

一嘈杂吞酸，贴心口。

一恶心干呕，用芦根汤抹胃脘，掺黄连末贴心口。

一噎膈反胃，用生姜汁、韭菜汁、牛乳抹胸口，掺郁金、蓬仙子末贴。

一翻胃，用姜汁、竹沥抹后贴胸口。或用芦根汤煎抹贴。

一感寒呕吐，掺丁香、砂仁、藿香、陈皮、半夏、干姜末贴心口。

一霍乱吐者，用生姜擦胸口，掺陈佛手、干明矾末贴及脐上。不吐者亦用生姜擦胸口，掺菖蒲、白蔻、丁香末贴及脐上。

一癥瘕、痃癖，用生姜擦患处，掺药末贴，及用温白丹炒熨并缚。

一黄疸，掺白术、黄芩、茵陈末贴心口，及用苦瓜蒂末嗅鼻。

一浮肿，阳水先肿上体，贴心口，阴水先肿下体，贴心口脐上，及用复元丹药料炒热熨脐并缚。或煎抹。

一胀满，贴心口脐上。单腹胀掺肉桂末贴。

一泄泻，贴胸脐，及用白术五钱、车前子八钱炒熨。泻不止，掺黄丹、枯矾末贴。

一疟疾，用生姜擦后贴心口、背心。

一心胃气痛，贴痛处。

一肝气胁肋痛，贴痛处。

一腹痛，贴脐。

一腰痛，掺白术、官桂末贴痛处。

一小肠气痛，贴脐下，并用川楝子、小茴香、乌头、栀子、盐炒熨。寒重用散阴膏。

一妇人痛经，贴脐上，再用当归、延胡、红花、胡椒、蚕砂、醋炒熨。

一妇人乳核不红肿者，用姜、葱汤洗后，掺木香末贴。红肿热痛者，用清阳膏。

一产后儿枕痛，贴痛处。不应，掺起枕散贴。或用起枕散料加川芎、蒲黄、灵脂、吴萸、红花、乳香、没药等炒熨，并缚之。

## 云 台 膏一名夔膏，言一已足也

通治发背、搭手、对口、发疽、劲疬、乳痈。乳红肿热痛者，用清阳膏。皮色不变属气滞，用金仙膏。真阴寒症，用散阴膏。肚痈、腰痈、一切无名肿毒、附骨流注、烂腿臁疮等症，初起消肿，已成溃脓，已溃敛口，不假刀针、升降烂药，始终只用此膏，极为简便神速，且能减痛，可以眠食，故元气不伤。虚人即不托补亦愈。烂腿有水者，用燥药收水再贴。并治恶毒顽疮、蛇犬伤、疔毒，粘拔疔黄丸贴。阴疽勿用。孕妇酌用。

姜 葱 蒜 槐 柳 桑 苍耳 凤仙各四两 生大黄五两 木鳖仁三两 元参 生地 忍冬藤 生甘草 南薄荷 土贝母 朴硝各二两 生黄芪 当归各一两五钱 赤芍 川芎 白芷 苦杏仁 生草乌 生半夏 生南星 生黄柏 僵蚕 生山甲 蜈蚣 全蝎 露蜂房有子者 蛇蜕 蝉蜕 漂铜绿 银朱 枯矾 制乳香 没药 明雄 牡蛎 蓖麻子 生矾 蟾皮各一两 五倍子 轻粉各五钱 丁香四钱 发团二两 小磨麻油八斤 熬。炒黄丹四十八两 炒铅粉一斤 松香提白，八两 黄蜡 陈石灰 炒陀僧各四两 樟脑 苏合油各一两 大蜘蛛十个，焙燥，研末搅。或加羌活、防风、连翘、苍术、香附、陈皮、天花粉各一两，黄连、细辛、红花、官桂各五钱。敷药方：大

黄八两　五倍子　矿灰　花粉　白及　香附　蓉叶　木鳖仁各四两　南星　草乌各二两　共为末，以醋六七斤入皂角四两同熬，去皂角，下陈小粉炒黑，一斤再熬一时，和前药为锭，听用。如加苍耳草灰四两更妙。热痛甚者，用猪胆汁或鸡子清和醋磨敷，须留顶。溃后亦可用此围。并围痰毒、跌打伤均效。如欲移毒满敷，可逼入下截，出头同。

又，肿毒势甚者，膏内掺龙虎散贴，未溃可破头，已溃可拔毒，毒尽自收口。其方用蜈蚣十条，焙，蟾酥三钱，全蝎七个，大山甲炮，七片，土贝母、雄黄各二钱，公母丁香、制乳香、制没药、朱砂、樟脑、轻粉、冰片各一钱，麝香五分，凤仙子十四粒，共研细末，磁瓶装好听用。如无冰麝，加僵蚕、蜘蛛焙，各七枚，磁石一钱，犀黄五分，同。

又，疔毒重者，膏内掺黄丸子末贴，可拔毒。其药用提净松香四两，蓖麻子二两，石上同捶千遍，入银朱、明雄各二钱，漂黄丹五钱，轻粉一钱，蜈蚣焙，一条，共末，扯拔千遍，丸如绿豆大，收藏听用。亦可合龙虎散同用。贴后疔化为脓，有长条硬脓出即疔根也。疔出后只龙虎散掺膏贴，收功。如红丝疔，以磁锋划断丝路，再贴膏。

此膏拔毒气于无形，而又功补并进，故能消、能溃、能敛。溃后虽眼小如豆，不必捻药线入管而脓自出。有腐肉者，亦自然划离消化，无须钳割。有骨者，亦能退出。与旧传外科治法迥然不同。大约症愈重，则愈见力量。虽久溃，无不收口。又如狗咬者，贴之则烂，烂而仍自收口，并无碍，余可见矣。至敷药乃与此膏相辅而行者。

# 卷下

## 观音大士救苦神膏

此方以三十六天罡攻之于外，以菩提水即甘草汤一杯应之于内，万病皆治。久病七日而愈，新病三日即痊。病危不待日者，作丸如豆大，每服七粒，滚水送下即苏，真神方也。唯膏内有甘遂，如服丸者，不可饮甘草汤，切嘱。

大黄一两　香附七钱　三棱一两　羌活　白芷各八钱　芫花七钱　蜈蚣十条　桃仁研，七钱　生地一两　厚朴　槟榔各七钱　黄柏　大戟各八钱　蛇蜕五钱　巴豆　皂角各八钱　杏仁研　细辛各七钱　肉桂　麻黄各八钱　黄连五钱　甘遂二两　川乌　莪术各一两　枳实八钱　独活　防风　全蝎　草乌　元参各七钱　蓖麻子二两，研　川山甲　天花粉　五倍子各七钱　当归一两五钱　密陀僧四两　木鳖仁二两　飞过黄丹二斤四两　选道地药材称准，共研细末，用真香油六斤浸磁盆内五日，然后熬摊。

一偏正头风，左患贴左，右患贴右，正患贴印堂，并卷条塞鼻孔中，口含甘草汤徐徐咽之。

一眼科七十二症，肿痛，将耳上角针刺血出贴上；

星障、翳膜、眷毛、倒睫、迎风流泪等症，卷条左患塞左鼻，右患塞右鼻，口含甘草汤咽之，即多年者亦效。

一喉咙三十六症，单蛾、双蛾、喉闭、喉风，贴喉上，口含甘草汤。如要速效，将膏口含化下，不可服甘草汤。

一风火牙疼、虚疼及虫蛀，甚至头面虚肿，贴患处即止，服甘草汤。

一诸般腹痛、胃口痛、丹田痛，贴痛处，不可服甘草汤。

一中风瘫痪，左患贴左，右患贴右，口眼歪斜亦照左右贴，饮甘草汤。如不省人事，痰声如锯，作丸清汤送下。若牙关紧闭，用铁筋撬开灌下，不可用甘草汤。倘牙撬不开，作条塞鼻孔内，用甘草汤灌之，俟甘草气到，即起死回生矣。

一痨瘵病，贴夹脊穴即尾闾两旁低软处、尾闾穴在背脊骨自下至上七节中空处、肚脐，饮甘草汤，七日而痨虫尽死。如咳嗽吐痰，贴前后心，另宜服清痰降火滋阴补药。此膏只能攻病，不能补虚。不可吞服。

一鼓胀气、血、水三种，俱贴脐下丹田穴。此症不可服甘草。

一噎膈、气膈、食膈、痰膈，俱贴胃口、肚脐，常饮甘草汤。如喉间饮食不下，即贴喉外，口含甘草汤。若求速效，作丸吞服。忌甘草汤。

一痰火哮喘等症，俱贴前心、后心，常饮甘草汤。

如痰盛气塞，作条塞鼻孔，或吞丸。勿饮甘草汤。

一咳嗽吐痰，贴前后心，忌吞服。

一大小便闭，俱贴肚脐，饮甘草汤即通。如数日不通危在旦夕，作丸开水服，再于小腹上用葱汁调甘草末涂之，立下。勿饮甘草汤。

一伤寒、时疫，贴肚脐，饮甘草汤、葱白汤，一汗而愈。如五六日不便，吞丸一服即解。忌甘草汤。

一疟病，一日、两日、三日俱贴肚脐，饮甘草汤。如发过四五次者，作丸，早一时热酒送下，即日便止。勿饮甘草汤。

一各种痢疾，俱贴胃口、肚脐，饮甘草汤。如四五日不止，红用圆眼壳核七个，打碎煎汤送丸下；白用荔枝壳核七个，打碎煎汤送丸下；红白兼者，用圆眼、荔枝壳核各七个煎汤送下。勿服甘草汤。

一吐血、鼻血，贴两脚心，饮甘草汤，立止。

一血块、痞积，贴脐上，并贴痞上，常饮甘草汤。如人健壮者，作丸吞服，便泄出矣。虚弱者只可外贴。如服丸，忌服甘草汤。

一妇人赤白带下，贴肚脐及丹田，常饮甘草汤。

一妇人经闭不通，贴丹田。如久闭，作丸服之，小腹上再用葱汁调甘草末涂之便通。忌饮甘草汤。

一难产逆生，胞衣不下，俱热酒吞丸，一服立刻便产，再有甘草汤频洗产门、小腹。不可服。

一小儿惊风目翻上，气喘痰壅，作条塞鼻，贴一膏于脐上。如危急作丸服之，勿饮甘草汤。

—小儿诸疳症，贴肚脐，饮甘草汤。口疳贴牙床，勿饮甘草汤。

—外科背疽，各痈疖毒，俱贴患处，日饮甘草汤。肠痈作丸服，兼贴肺俞穴在脊骨自上至下第三节两旁去一寸五分，疔疮内服外贴，俱勿饮甘草汤。

—臁疮、脚气年久不愈者，摊膏于绢上反贴之，上盖以纸，用带缚定，每日一洗一换，十日收功。

—肠风便血及梦遗、白浊，俱贴肚脐，饮甘草汤。

—痔漏，内则卷条插入，外则贴之。饮甘草汤。

—跌打损伤，贴患处，饮甘草汤。

—孕妇勿贴。

## 天竺膏

大枫子 蛇床子 牛蒡子 蓖麻子 土茯苓 木鳖 苍耳子 归身各四钱 蜂房一个 川羌活 独活 白楝皮 白及 破故纸 桑寄生 防风 南星 皂角刺 白芍 红花 川乌 半夏 黄柏 川山甲 杜仲 花粉各三钱五分 白芷 陈皮 甘草节 附子各三钱 归尾二钱 草乌五分 黄丹二十两 姜汁 葱汁各一碗 头发二两，用鸡子清洗净 麻油五斤 桃 柳 桑 枣枝各一两 以上各药即入油内，浸三五日后入锅煎，捞起诸药，再入细药磨末，入油又煎。

三蚕砂　肉桂　木香　乳香　没药　雄黄　白蔻各三钱　冰片二钱　麝香七分五厘　丁香二钱五分　阿魏三钱五分　苏合油二两　以上各药研极细，入油煎膏，滴水成珠便好。

一治远年近日心痛，贴中脘穴。

一治久近疟疾，贴肺俞穴、上脘穴。

一治五痨七伤，遍身筋骨疼痛，腰膝软弱，贴两膏肓穴、两肾俞穴、两足三里穴。

一治左瘫右痪，手足麻木，筋脉拘挛，贴两肩井穴、两曲池穴、两手腕穴、两膝眼穴、两三里穴。

一治腰疼，贴命门穴。

一治受寒泄泻，贴下脘穴。

一治痰喘气急，咳嗽，贴华盖穴、肺俞穴、膻中穴。

一治胃气疼痛，贴上脘穴。

一治男子遗精、白浊、赤浊，女人赤白带、月经不调、血疝、崩漏，贴阴交穴、命门穴。

一治偏正头风，贴风门穴、两太阳穴。

一治小肠疝气，贴膀胱穴、丹田穴。

一治走气疼痛，贴两章门穴。

一治寒热脚气，贴三里穴、三阴交穴。

一治一切无名肿毒，诸般恶疮、跌打损伤、积滞痞块、劳伤内伤、闪挫等症，各贴患处，俱效。凡火症、热症、孕妇均忌贴。

# 普救万全膏

治一切风气走注疼痛，以及白虎历节风、鹤膝风、寒湿流注、痈疽发背、疔疮瘰疬、跌打损伤、腹中痞块、多年疟母、顽痰瘀血、腹痛泄泻、小儿疳积、女人癥瘕诸症，并贴患处。咳嗽、疟疾贴背脊心第七椎。预制此膏，普送取效神速。倘贴后起泡出水，此病气本深，尽为药力拔出，吉兆也，不必疑惧，记之记之。

藿香　檀香　白蔹　生地　秦艽　白及　僵蚕　白芷　苦参　细辛　丁香　肉桂　木香　蜂房　乌药　贝母　防风　蝉蜕　全蝎　独活　枳壳　鳖甲　苏木　连翘　荆芥　红花　杏仁　桃仁　续断　苍术　牛膝　川芎　牙皂　麻黄　附子　半夏　甘草　羌活　桂枝　赤芍　元参　南星　艾绒　川乌　草乌　藁本　黄芩　香附　归尾　五加皮　大枫子　海桐皮　萝卜子　白鲜皮　高良姜　威灵仙　金银花　紫荆皮　骨碎补　海风藤　黑山栀　蓖麻子以上六十二味各一两五钱　大黄三两　蛇蜕五条　蜈蚣三十五条　男人血余三两　槐枝　桃枝　柳枝　楝枝　榆枝　桑枝　楮枝以上各三十五寸　真麻油三十斤，天平称　松香一百斤，棕皮滤净　百草霜十斤，研细筛过　冬浸九宿，春秋七宿，分数次入锅，文武火熬，以药枯油黑、滴水成珠为度，滤去渣重称，每药油十二两，下滤净片子松香四斤，同熬至滴水不散，每锅下甘草霜细末六两，勿住手搅，俟火候成则倾入水缸中，以棒搅和成块，用两人扯拔数次，磁钵收贮，治一切风寒湿气杂症，其效如神。

一法治疡科痈疽发背等症，照前药料除去松香、百草霜二味，加鲜五爪龙藤五斤，此藤疏通经络，活血定痛，熬成净油一斤，酌加水飞、炒干纬丹五六两收成膏。此膏统治外症，未成者贴之内消，已成溃穿者拔毒去腐，脓净长肉收功，极至应效。治湿毒诸疮，如鼓应桴。

## 秘授神效观音救苦丹

麝香一钱　朱砂二钱　硫黄三钱　各研细末，先将硫黄化开，次入朱、麝同化，倾入磁器内候干，再研末，隔火化开候干，切作如粞如[1]米大，贮磁瓶内，慎勿泄气，珍藏听用，神。治一切风寒湿气流注作痛，手足蹉挛，小儿偏搐，口眼㖞斜，妇人心腹痞块攻痛，不问年深日久，将药置患处，以灯火点着，候至火灭，连灰罨于肉上，立见痊愈。重者用药米粒大，轻者用药粞粒大，只须一壮，不必复灸。若患处阔大，连排数壮，一气灸之，且灸时不甚痛，灸后并不溃脓，一茶之顷，痼疾如失，屡试屡验，真神方也。

---

① 如　此字疑衍。

## 治疟五神膏

上肉桂刮去粗皮　白芷　黑豆　白矾各一两　麝香五分　上青黛　倭硫黄　明雄黄各五钱　巴豆霜二钱五分　朱砂五钱，为衣亦可　以上之药忌火烘，各为另包，研细末，临合之日，每味兑准，并和用糯米粥汤捣和为丸，如黄豆大。须病者塞鼻内，男左女右，过时取出，临日[①]再塞，至愈而止。其药晒干尚可医人用之。倘三日疟，左右两鼻孔俱塞用两粒，其外皆用一粒可也。一服可治三人，合时虔诵斗咒，或大悲咒，尤宜洁净。忌生冷寒凉之物，切勿卧风贪凉，复发难治。

## 金丹丸

乳香　麝香　雄黄　朱砂　巴豆　牙皂　沉香　官桂　大黄　川乌　良姜　细辛　硼砂各等分　为细末，小红枣肉为丸，如黄豆大。用时以新棉花包塞鼻内，男左女右，治一切风邪、伤寒、绞肠痧、头痛、牙痛、浑身疼痛、心中刺痛、水泻、痢疾、赤白带下等症。孕妇忌闻。

---

① 日　疑为“用”之误。

## 仙传三妙膏

专治无名肿毒、痈疽、发背、对口、疔疮、湿痰流注、杨梅结毒、瘰疬马刀、妇人乳疽、小儿丹毒、汤火烧灼、蝎螯蜂虿、金刃所伤出血不止；或跌扑打损，疼痛难禁；或风寒湿气袭入经络，以至骨痛筋挛；或湿热横入脉络，闪腰挫气，动举难伸；并大人小儿之五积六聚，男妇之痞块、癥瘕，皆宜用之。此膏贴上，未成即消，已成即溃，溃后即敛，故名三妙。

千金子　荆芥穗　金银花　明天麻　川大黄　上肉桂　牛蒡子　白附子　海风藤　川黄连　穿山甲　天花粉　刺猬皮　高良姜　片黄芩　黄柏　红花　细辛　贝母　苦参　草乌　甘草　防风　牙皂　连翘　鳖甲　巴豆　牛膝　麻黄　苏木　乌药　僵蚕　蓖麻　白及　桃仁　羌活　黄芪　全蝎　防己　血余　当归　半夏　柴胡　大戟　白蔹各五钱　蜈蚣三条　蛇蜕一条　紫荆皮　石菖蒲　独活　赤芍　白芷各二两　右药切片，用香油二百两入大锅内七日夜，再入桃枝、柳枝、桑枝、槐枝各二十一段，每段长寸许，慢火熬至药黑枯色，滤去渣，将锅拭净，再以密绢仍滤入锅内，务要清净为美。再用文武火熬至油滴水成珠，大约净油只得一百六十两为准，离火入上好飞丹八十两，以一手持槐木棍，一手下丹，不住手搅匀成膏，再入后药。

乳香　没香各八钱，去油　血竭　雄黄各五钱　此四味另研，先入搅匀，再入后药。

木香　沉香　檀香　降香　枫香　丁香　麝香　藿香各五钱　珍珠　冰片各一钱　此十味徐徐添入搅匀，再入樟脑五钱，成膏收贮，听用。功效难以尽述。

## 拔　疔　膏

白蜡二两切为粗末，黄蜡十两刮为粗片，乳香三两去油研极细，没药三两去油研极细，铜绿五两研细过绢筛，再研至无声为度，松香二十两用桑柴灰煎汁，澄清入松香，煮烂取出纳凉水中，不住手扯，俟冷再纳灰水中煮至色白如玉为度。

百草霜五两研细，过绢筛，再研至无声为度。取百草霜法：先须刮净锅底，专烧百草茅柴，取烟煤用之。如杂以竹木别种柴木烟煤，则此膏不验。

麻油六两　右药先将麻油入锅内煎滚，次下制好松香稍滚，三下白蜡稍滚，四下黄蜡稍滚，五下乳香稍滚，六下没药稍滚，七下铜绿稍滚，八下百草霜，滚过数次，于锅内冷透，搓成条子，丸如桂圆核大，藏磁器内，勿令泄气，专治疔毒。先用针于患处刺破皮，将此膏呵软，捻扁贴上。倘非疔毒贴上不粘着，其膏仍可收藏。如疔毒贴上粘着不脱，顷刻止痛，淋出脓水，次日肿消而愈。已走黄者贴之亦必霍然，诚治疔之至宝也。

贴后忌荤腥、辛辣、沸汤、大热、生冷、发物、面食、豆腐、茄子、黄瓜、酒，忌水洗，忌恼怒，大忌房事。

## 集宝疗痹膏

川乌　草乌　南星　半夏　当归　红花　羌活　独活　大黄　桃仁各四两　山甲一两　白芷五钱　肉桂一两　麻油一斤　汁一碗，上一字原缺，未敢臆补　姜汁一碗　松香一斤　陀僧二两　硫黄八两　右收煎好，加乳香、没药、血竭、胡椒、樟冰、细辛、牙皂末各二钱，若加商陆根、凤仙、闹羊花、鲜烟叶、鲜蒜、鲜豨莶等汁更妙。

## 大西洋十宝散

晋人尚气，每有事甚细微，一语不合辄即斗殴刃伤，较他省为多，又不善于调治，动致殒命，十宝散治伤如神，屡试屡验，奇效异常。有牧民之责者，亟须捐资慎选真实药材，如法制备，一有报伤之案，无论跌打损伤，金刃他物，骨折骨碎，立即给药，照方医治，勿卧热炕，定有奇效。州县仁心为质，遇有命案，往往执罪疑唯轻之论，不肯严办，然与其曲为开脱，以致死者含冤，何如速加拯救，俾两命俱得保全，功德岂不更大乎。

冰片　麝香各一分二厘　乳香去油　辰砂各一钱二分　血

竭一钱六分　子红花　雄黄各四钱　儿茶二分四厘　没药一钱四分　归尾一两　以上十味共为极细末，磁瓶收贮，黄蜡封口，勿令泄气。

一治刃伤，并各器械伤，皮破血出者，以药末掺上包裹，不可见风，血止即愈。

一治跌打损伤，皮肉青肿未破者，用陈醋调敷患处，肿消即愈。

一治内伤骨碎，或骨已断折，先将骨节凑准，用陈醋调药末厚敷患处，以纸裹，外加老棉絮包好，再用薄板片夹护，将绳慢慢捆紧，不可移动，药性一到骨自接矣。须静养百日，如犯房事，必成残疾。

一治刃伤深重，未致透膜者，先用桑皮线缝好，多掺药末于上，以活鸡皮急急贴护，如前骨损养法即愈。

一治跌打昏迷不醒，急用一钱同陈酒冲服，自然醒转，以便调治。

## 神妙金疮药

专治一切刀砍、跌打损伤，无不立效。

生白附子十二两　白芷　天麻　生南星　羌活　防风各一两　右药不见火，共研细末敷破处。伤重或内伤者，用酒调服数钱。凡一切破烂皆可敷之即愈，不避风，不忌口。此方传自粤东，凡遇刀砍致命重伤，以及跌打命在旦夕者，无不立奏奇效。

## 苋甲二仙种子膏

专治肾冷精寒，遗精白浊，一切下部虚损艰于得子，以及妇女经水不调、赤白带下等症，并能治之。

活甲鱼一个，重二斤四两准，即鳖也　好黄丹二斤　红苋菜二斤四两，连根带子叶晒干，切　真麻油五斤　新鲜桃　柳　桑榆　槐条各一尺，切碎　先将油入锅内，次入活甲鱼，并苋菜、桃柳等条，用文武火将甲鱼等熬焦，去渣存油，再入黄丹熬成膏，即倾入凉水内浸三昼夜，再熔，再倾，如此五次。用时摊布上贴两腰左右穴并肚脐，贴至一日即可见效，百日即可种子，其效如神。

## 登仙膏

《万氏家抄》云：此药存精不漏，固体壮阳，强形健力，凡交不泄，可采十女之精。兼治腰疼，下元虚损，五劳七伤，半身不遂，膀胱疝气，下焦冷气，小肠偏坠。又治二三十年脚腿疼痛麻，阳事不举，妇人白带、血淋、阴痛、血崩，皆宜贴之。

麻油二十两　入甘草二两熬至六分，下诸药：

第一下芝麻四两。

第二下甘草二钱。

第三下天门冬酒浸，去心、麦冬酒浸，去心、远志酒浸，去心、生地黄酒蒸、牛膝去芦，酒浸、蛇床子酒洗、虎骨酥炙、菟丝子酒浸、鹿茸酥炙、肉苁蓉酒洗，去甲膜、川续断、紫梢花、木鳖子去壳、杏仁去皮尖、谷精草、官桂去皮，各三钱，文武火熬至枯黑色，去渣，下飞过黄丹八两。

第四下松香八两，槐柳枝不住手搅，滴水不散。

第五下倭硫黄、雄黄、龙骨、赤石脂各为末，二钱，再上火熬半时。

第六下乳香、没药、木香、母丁香各末，五钱再熬，离火放温。

第七下蟾酥、麝香、阳起石各二钱，滴水不散。

第八下黄占一两，用磁罐盛之，以蜡封口，入井中浸三日去火毒，用红绢摊贴脐上，如行房欲泄，以妇人唾津润去膏药即泄，便有孕。

按：御女之说适足以戕生也，种子之说亦足以导淫也，贻误多而成功少，观者慎诸。

## 紫阳真君塞鼻丹

沉木乳没四味香沉香、木香、乳香、没香，牙皂荜茇大良姜牙皂、荜茇、良姜，官桂细辛各等分官桂、细辛，巴豆川乌好麝香巴豆、川乌、麝香，又加雄黄朱砂等雄黄、朱砂，血竭硇砂共裹勳血竭、硇砂，丸作一粒指头大，呼吸鼻气病离床。心疼肚疼塞鼻孔，臌胀痧气不须忙。水泄痢疾时间住，牙痛见了笑一场。赤白痢下俱痊可，浑身疼痛即安康。紫阳真君无虚语，妙药传施普八方。若将一粒随身带，途中百病亦无妨。

## 神仙太乙膏

治一切痈疽疮毒，已未成溃者。如发背，先以温水洗净，软绢拭干，用绯帛摊贴。又治瘰疬，用盐汤洗贴。妇人经脉不通，并摊贴之。一切疥疮，用麻油煎滚和膏涂之。虎犬蛇蝎刀斧伤皆可摊贴。

元参　白芷　当归　赤芍　肉桂　大黄　生地各一两　麻油二斤　入铜锅内煎至黑，滤去渣，入黄丹十二两，再煎，滴水捻软硬得中即成膏矣。肿毒、跌扑疼痛加乳香、没药，煎油时应加槐、桃、柳、桑嫩枝各一两。

制丹法：黄丹先炒紫色，倾缸内用滚水一桶泡之，再汲凉水满缸，用棒常搅浸一宿，去水再炒，如前二次，方研令极细用，再得甘草二两，薄荷、防风、红花各五钱，同煎，膏汁收干尤妙。

## 治疟神效膏

常山四两　独活　甘草各八钱　羌活　秦艽　中生地　天麻　防风　白芷　川乌　川芎各一两六钱　共药十一味，用大麻油五斤浸三昼夜，与油同煎，去渣，另入淘净纬丹二斤搅匀，收至滴水成珠为度，贮瓦钵，用冷水隔器养之，用时开水炖化，以蓝布摊作膏药约一寸五分见方，于疟发四五次后，先一时贴天庭穴，当日即止。听其自落，勿揭。

## 女 真 膏

用点远近烂弦风翳瘴眼绝妙。

黄连　黄芩　黄柏　黄芪　连翘　薄荷　山栀　山豆根各三两　用冬青叶一篮，清水洗净，菊花、千里光花、密蒙花用常流水同前药一处煎浓汁，去渣再熬，下白蜜少许成膏听配。

炉甘石、三黄煅过为细末，以水飞五七次，净末一两。大朱砂　熊胆　血结各五厘　乳香　没药各一分　珍珠　琥珀　牛黄　冰片　麝香各一字　硼砂三分　石蟹一钱，蜜煅　胡黄连一钱五分　白丁香一分　共为细末投入膏中，搅匀入罐塞口，每用银簪脚挑药些少，点眼两眦，一日三次，神效。按：麝香下各一字疑有误，俟考。

## 追风逐湿遇仙膏

治风湿骨节疼痛，或痰核肿痛，皮肤麻木燥痒，一切风痰等症，神效。

豨莶草　海风藤　大半夏　蓖麻子　麻黄　川乌　草乌　南星　羌活　桂枝各四两　独活　细辛　元参

当归　荆芥　金银花各二两　以上用真香油七斤，葱汁、生姜汁各两碗半，共酒浸前药一宿，用铜锅文武火熬煎，药色不易黑，必待滴油色黑，去渣，每药油一斤下飞过好丹九两，候成膏再加白水煮过，松香一斤、黄蜡一斤化，搅匀，气温方入。没药　乳香　木香　轻粉　胡椒各四两　白芥子一斤　研细末入膏内，如牙疼不用轻粉，每膏一斤入蟾酥五钱，厚纸缎绢摊贴，内痒出冷汗方去。

## 蒸脐秘妙方

治五劳七伤，诸虚百损，万病脱除。

麝香　没药　虎骨　蛇骨　龙骨　白附子　朱砂各五钱　乳香　木香　雄香　丁香各三钱　青盐　小茴香各四钱　五灵脂五钱　人参　大附子　胡椒各七钱　夜明砂五钱，透肺补不足　右药十八味为末听用。次要蕲艾作灸壮，槐皮一片如钱大盖药面，取其不走药味。每用看人脐孔深浅，先将麝香填一二厘入脐中，次将药填实，上用荞麦面和匀作箍，照脐眼少[①]大圈转，按实，在圈四周再将药填其中，令满着实，次用银簪脚插脐中药上数孔，次盖槐皮，皮上以艾壮灸烧至一百二十壮为止，浑身热汗，百病皆散矣。如汗不出再灸。灸后保养月余，不见风寒、油腻、生冷一月。一年四次蒸脐，百病消除。久

① 少　通小。

嗽久喘，吐血寒劳，遗精白浊，阳事不起，下元冷弱，痰火等症，妇人赤白带下，久无子嗣，俱可灸，只不用麝香为妙，此仙方也。

## 暖肚封脐膏

《周氏家宝》云：夏天贴之秋后不生痢疾。

韭菜子　蛇床子　大附子各一两　肉桂　倭硫黄各一两　川椒三两　麝香三分　独蒜一枚　麻油三斤　入粗药浸半月，熬至枯色，去渣，熬至滴水成珠，再加黄丹十二两再熬，俟冷加细药听用。孕妇忌贴。

## 宝　珠　膏

《行箧检秘》：此药能助筋骨，补血，长肌，固元。未贴此膏之前，先用久易丹擦腰眼，三日后再贴此膏。

赤石脂　天冬　麦冬　生地　熟地　紫梢花　蛇床子　鹿茸　谷精草　防风　元参　厚朴　虎骨　菟丝子　木香各一两　母丁香　肉桂　川断　赤芍　黄芪　肉苁蓉　白龙骨　杜仲各一钱五分　生附子一个　蓖麻子一百粒，去油　穿山甲一钱五分　地龙去土，二钱　木鳖去壳，不必去油，切片　倭硫黄　没药　血竭各一钱　乳香二钱　松香　黄蜡各四钱　麝香少许　用麻油二斤将药入油浸三日后入锅内熬至黑色，去渣，用槐柳枝搅，次下黄蜡、松香，再下细药，油滴水成珠不散为度，磁器收之。绢缎布摊贴腰眼，其效如神。

擦久易丹：肉苁蓉　良姜　蛇床子　丁香　马兰花　韶脑各一两　木鳖　蟾酥少许　为末，炼蜜为丸，如弹子大，每用一丸，擦腰眼千百遍，软绢绸护之，一日不解，三日后贴前宝珠膏。

## 神效乾丹

《演揲儿集》：此药坚阳益肾，强筋骨，和血脉，种子如神。

天雄三钱，去皮尖　雄精　鸦片　蟾酥　人参各三钱　母丁香大者四粒　乳香　没药去油，各五分　樟脑瓦上升净霜，三钱　倭硫黄三钱　共研细末，用绢罗裹外，麝香二钱研极细另包，将白及不拘多少以敷用为度放碗内，用滚水泡开，将白及装入绢袋内拧汁去渣，再用苏合油三钱同白及汁和药调匀，将麝香末洒上，做成锭，放磁盒内阴干，或将口封住略晒，俟干研擦。

## 种子二方

潮脑飞升白霜，一两　麝香　五倍子　明雄　轻粉　紫梢花各二钱　枯矾　龙骨　良姜　官桂　大山慈菇各三钱　水安息　母丁香　苏合油各五钱　共为细末，炼蜜为丸，如桐子大，蜡丸封固，月信后纳一丸入阴户，次日再纳一丸，种子如神。并治血淋、白带、阴疮、阴蚀、杨梅疮毒等症。

又　真川附子一个，重一两二三钱者　山慈菇四钱，此二味用童便浸透，焙干，研末　川乌八钱　五倍子三钱，此二味同研末　水安息五钱　生蟾酥八钱，此二味同研末　麻草乌　明雄各五钱，此二味同研末　官桂五钱　母丁香八钱，此二味同研末　苏合油五钱　真鸦片三钱，此二味同研末　紫梢花三钱　蛇床子一两　倭硫黄　轻粉各五钱　右药为末，同白及五钱煎水，合前药打成锭，每行时用津磨少许搽茎首，能治精滑并久不生子，且能解毒，遇疮不染。若早午晚各搽一次，久不断，更有神效。与前方男妇同用更佳。或再加人参五钱尤妙。麻草乌一本作不麻草乌，俟考。

## 接气沐龙汤

专治阳衰久痿滑精，不用内服，唯主外。大约患此者或由禀弱，或由纵欲，或忧郁所致，或心肾不交，用此最妙。

紫梢花　甘草　甘遂　良姜　文蛤　母丁香　巴戟天　川乌　附子　吴茱萸　川椒　细辛　淫羊藿　蛇床子　楝树子　甘松各一两　锁阳　苁蓉　官桂　羊皮红蔗皮　满山红　罂粟壳水泡，去筋，各二两　白颈蚯蚓七条，炙　红豆七十粒，须择酒药内所用辣者　倭铅八两　切薄片，匀七剂，每日一剂，瓦锅内煎汤，先熏后洗，以冷为度，晚重温药汤再洗，如此七日内禁房事。

## 香硫饼

治寒湿气。

麝香二钱　辰砂四钱　硼砂二钱　细辛四钱，以上俱为细末　角刺二钱　川乌尖二味俱用黄酒半斤煮干为末　硫黄六两四钱　右先用硫黄、角刺、川乌入铜勺内，火上化开，再入前四味末搅匀，拨在干净土地上，候冷取起，打碎成黄豆大，同时以干面捏成钱大，比钱薄些，先放在患处，置药一块在上，以香火点着，连灸三火即愈。

## 燕鼠膏

治瘰疬痰核、痈疽发背、肿毒。

全蝎热水浸透，洗三次，晒干，净二两　白芷　黄连　黄柏　黄芩　当归　山甲各一两　生地　赤芍各五钱　官桂二两　海藻二两五钱，洗三次，晒干　番木鳖五钱，切碎　用麻油二十两　浸药五日，熬焦黑色去渣，将净油称准，每油二两，用飞过黄丹一两收，滴水不散。先入白占一钱五分，黄占三钱，即下黄丹，再下杭粉一两，用桑枝不住手搅成膏，候冷入水浸三四日，再用文火溶化，再入没药去油、阿魏各三钱，麝香一钱，血竭二钱，朝南燕窝泥五钱，雄黄、朱砂各一钱，两头尖七钱，白升丹四钱，以上各药为极细末，入膏内搅极匀，同时隔汤溶化摊贴。勿见火。

白升药方：水银　皂矾　火硝　白矾　炒熟盐　共研极细，照升三白头法升之。

## 巴　鲫　膏

治发背痈疽、疔疮肿疡，未成即消，已成即溃，力能箍脓，不致大患。

巴豆五钱，去壳　鲫鱼二个，每重十二两以上者　商陆十两，切片　漏芦　闹羊花各二两　白及切片　香木鳖切碎，各五钱　蓖麻子去壳　大黄切片，各三两　乌羊角二只　当归切片　两头尖即雄鼠屎，各二两　白蔹三两，切片　穿山甲二两，切碎　黄牛脚爪　猪脚爪各一两，均敲研　虾蟆皮干二两，宜新者，力猛　川乌　草乌各五钱，均切碎　苍耳子四两　元参二两，切片　共入大锅内，用真脂麻油三斤半浸三日，熬至各药焦黑滤渣，再熬沸乃入后药：飞净血丹二十四两，用槐柳条不住手搅，熬至滴水成珠熄火，待冷再入上肉桂五钱，乳香、没药均去油、上轻粉、上芸香去油，各四钱，五味俱研细徐徐掺入，用铜筷搅匀，待凝冷覆地上十余日，火毒退尽摊贴。

## 疡科束毒围

吴江徐洄溪，疡科圣手，秘方甚多。凡毒初起，欲其不大，首重围药。排脓未净，围药不撤。此及下方二围药皆家藏秘方，不以传人。秀水吕慎庵访求多年，得之甚难，乃以抄传于世，切勿轻视。

玉精炭即蜒蝣，煅存性　生大黄各四两　五倍子　白及各三两　生半夏　白蔹各二两　百草霜　矾红　生南星　陈小粉炒　草乌各一两　熊胆一钱　共研末，以广胶化烊、鲜芙蓉叶捣绞汁醋量和捣成锭。凡热毒痈疡发于阳分，盘硬，外疼，包红，漫肿者，醋磨浓涂四围空头，一日夜后洗净再涂。

## 疔毒围

治疔疮初起，根脚不收，坚硬发麻。

生南星　生半夏　五倍子　磁石煅　陈小粉炒，各一两　明矾　生大黄各二两　东丹六钱　铁屑　瓷粉各五钱　雄黄　蟾酥焙，各四钱　熊胆二钱　白梅肉一两四钱　共为末，猪胆汁打锭磨涂。

## 金丝万应膏

治一切风寒湿热，手足拘挛，骨节疼痛，男之痞积，女人血瘕及腰疼，诸般疼痛，结核，转筋，痧癖顽疮，积年不愈，肿毒初发，杨梅肿块未破者，俱贴患处。肚腹疼痛，泻痢疟疾，俱贴脐上，痢白而寒者尤效。咳嗽哮喘，受寒恶心，胸膈胀闷，男妇面色痿黄，脾胃虚寒等症及心疼，俱贴前胸。负重伤力，浑身拘痛者，贴后心与腰眼。诸疝小肠气等症，贴脐下。无不神效。

木香　川芎　牛膝　生地　细辛　白芷　枳壳　秦艽　独活　防风　归尾　大枫子　黄芩　南星　羌活　半夏　赤芍　贝母　杏仁　蓖麻子　白蔹　苍术　艾叶　川乌　肉桂　良姜　续断　两头尖　连翘　甘草节　藁本　丁香　青皮　藿香　乌药　荆芥　苏木　元参　僵蚕　桃仁　山栀　红花　牙皂　威灵仙　苦参　藿香前已有藿香，藿字必误　文蛤　蝉蜕　草乌　蜂房　鳖甲　全蝎　金银花　麻黄　白及　大黄青风藤各二两　蜈蚣两条　白鲜皮　五加皮　川山甲　降真节　骨碎补　苍耳头各一两　蛇蜕三两　桃　柳　榆　槐　桑　楝　楮七色树枝二尺一寸　各药切为粗片，用真麻油十二斤浸药在内，夏浸三宿，春五宿，秋七宿，冬十宿，方用火熬，以药枯油黑为度，去药沥净滓，贮磁器内。另以片子松香不拘多少先下净锅溶化后，方加药油，量香二斤，用油四两，试水软硬，仍漉入水缸中，令人抽扯，色如黄金即成膏矣。每制一料计膏七十斤，约用银数两，量摊中大膏药一万有余，可济数千人，所费者少，所济者众，而功效如神，屡用不爽，盖不止于百试百验矣。

## 万应灵膏

治男妇小儿不分远近，五劳七伤，咳嗽痰喘气急，左瘫右痪，手足麻木，遍身筋骨疼痛，腰脚软弱，偏正头风，心疼气痛，小肠疝气偏坠，跌打损伤，寒湿脚气，痢疟，走气痞块，男子遗精白浊，妇人赤白带下，月经不调，血崩。兼治无名肿毒、瘰疬、臁疮、杨梅项疮。误服轻粉致伤，筋骨疼痛，变成为恶毒，肿烂成疮大如盘，或流黄水，或流脓血，遍身臭烂，不能动履者，贴此膏药永远除根，再不复发。

川芎　白芷　干生地　熟地　当归　白术　苍术　陈皮　香附　枳壳　乌药　半夏　青皮　细辛　知母　贝母　杏仁　黄连　黄芩　黄柏　桂枝　大黄　桑白皮　柴胡　薄荷　赤芍　木通　桃仁　元参　猪苓　泽泻　桔梗　前胡　升麻　麻黄　牛膝　杜仲　山药　远志　续断　良姜　何首乌　甘草　连翘　藁本　茵陈　地榆　防风　荆芥　羌活　金银花　独活　白蒺藜　苦参　僵蚕　天麻　南星　川乌　草乌　威灵仙　白鲜皮　五加

皮　益母草　两头尖　五倍子　巴戟肉　川山甲　芫花　蜈蚣念条　苍耳子七个　桃　柳　槐　榆　桑　楝　楮枝各三十枝　附子　肉桂　虎骨　鹿茸　鲜生地　山栀　红花　丹皮　三棱　蓬术　木香　全蝎　鳖甲　青风藤　地骨皮　干姜　补骨脂各二两　以上八十七味、七枝，用真麻油四十斤浸药，春秋二十日，冬一日，夏十日，先煎血余油二斤，同药归一处，用槐枝、桃枝、柳枝、桑枝、枣枝向东者搅药，煎好将细筛滤渣，熬至滴水成珠，老嫩要得法，然后将黄丹二十斤水漂净炒干研末，收炼成膏，另加细药末开后。

人参二两　牛黄　麝香　冰片　珍珠　琥珀　樟脑　龙骨　雄黄　熊胆　儿茶　乳香　没药　轻粉　血竭　母丁香　安息香　自然铜　赤石脂　海螵蛸各八钱　以上二十味共研细末听用。

右已熬九十五味，用苏合油十两、铅粉一厘收膏。其收膏之法，须住火凉至温热，将苏合油分作数次搅入，再将铅粉搅入，然后将各药末作数次搅入，不住手搅，搅至净为度，隔水浸去火气，四十九日方可用之。搅木须用槐木枝尤妙。此膏无病不治，按穴贴之，久而有益。唯孕妇忌贴。

## 万应紫金膏

此膏能治百病，凡男妇大小，瘰疬痰疬、对口发背、乳痈鱼口、便毒臁疮热疖、手足腰背疼痛、闪挫伤损，及一切无名肿痛，俱贴患处。哮吼喘咳贴心窝，泻痢贴脐眼。百发百中，功效无穷。

赤芍　当归　红花　黄芩　防风　荆芥　连翘　黄柏　僵蚕　蝉蜕　白芷　甘草　胎发　大黄　银花　蜈蚣　川乌　草乌　羌活　苍术　细辛　川椒　秦艽　乳香　没药　骨碎补　首乌　蛇床子　大鳖子　大枫子　生南星　生半夏各五钱　用猪油、麻油、桐油各八两，将前药浸入油内，如春夏天浸三日，秋冬浸七日，倾铜器内文武火熬至药色焦黑取起，沥渣再熬，加炒黄丹十两，用槐枝不住手搅动，熬至滴水成珠，再加白蜡五钱，随即取起，用槐枝搅匀，收入瓶罐，浸水中拔去火毒，用时以布摊贴。

## 附桂膏

治感受风寒，手足麻木，筋骨疼痛等症，贴之神效。肚腹畏寒者更妙。

真香麻油三斤　柏枝尖　松毛心各五斤　生大附子切片　肉桂研极细末，各八两　黄丹　铅粉各十两　先将麻油入锅烧滚，下柏枝、松毛、附子，次第入油锅熬枯去渣，下肉桂末再熬，下黄丹、铅粉不住手搅动至滴水成珠，入瓦器内，浸水中拔去火毒，用布摊贴肚腹。畏寒者贴肚脐用大张连脐眼贴，并贴背后肾俞穴。其余筋骨麻木酸痛俱贴患处。

## 涌　泉　膏又名海龙膏

专治男妇下元虚损，五劳七伤，咳嗽痰喘气急、左瘫右痪、手足麻木、遍身筋骨疼痛、腰脚软弱、肚腹受寒、男子遗精白浊、妇人赤白带下等症，贴至半年步履如飞，下身不甚畏冷，贴至一年气贯泥宫，虽年老亦能种子，可免杂病，并除风湿，真神方也。

大海龙一对，雄黑雌黄，长尺余者佳。如无用海马亦可，然终不如海龙之妙　大生附子一个，重一两五钱，切去芦头，童便、甘草水各浸一日，洗净　零陵香　大穿山甲要大片　锁阳各三钱　各药切碎，用真香麻油二十两将药浸入，春五日，夏三日，秋七日，冬十日，然后木炭火熬至药枯去净渣，将油再熬至将要滴水成珠时，称准分两，每油一斤加飞净黄丹六两五钱，用小火熬至滴水成珠火不要大，膏不要太稠，切记切记，用槐枝不住手搅动，再下制真阳起石末、真麝香末各五钱，冬虫夏草末、好野高丽参末、真川椒末、母丁香末各三钱，搅极匀，埋入土内七日去火毒，每用膏三分，摊如钱大，贴两足心，十日一换，不可间断。此膏五十岁内外贴之，方见功效，若少年无病者贴之，足心作痒起泡，反无益也。

## 摩风膏

治面上或身上风热浮肿，痒如虫行，肌肤干燥，时起白屑，次后极痒，抓破时流黄水，或破烂见血，痛楚难堪。此膏抹搽十日必愈，屡试如神。此风热作痒第一方也。

麻黄五钱　羌活二两　升麻二钱　白檀香　白及　防风　归身各一钱　用香油五两将各药浸泡五日，慢火熬枯去药，用绸沥净渣，加黄蜡五两再熬数滚启起，冷透火毒听用。

## 行水膏

此膏通利水道，治三焦肠胃湿热为病，与金仙膏相辅而行，如虚者参用健脾膏。

苍术五两　生半夏　防己　黄芩　黄柏　苦葶苈　甘遂　红芽大戟　芫花　木通各三两　生白术　龙胆草　羌活　大黄　黑丑头　芒硝　黑山栀　桑白皮　泽泻各二两　川芎　当归　赤芍　黄连　川郁金　苦参　知母　商陆　枳实　连翘　槟榔　郁李仁　大腹皮　防风　细辛　杏仁　胆南星　茵陈　白丑头　花粉　赤子　独活　青皮　广陈皮　藁本　瓜蒌仁　柴胡　地骨皮　白鲜皮　丹皮　灵仙　旋覆花　生蒲黄　猪苓　牛蒡子　马兜铃

白芷　升麻　川楝子　地肤子　车前子　杜牛膝　香附子　莱菔子　土茯苓　川萆薢　生甘草　海藻　昆布　瞿麦　萹蓄　木鳖子　蓖麻子　干地龙　土狗　山甲各一两　发团二两　浮萍三两　延胡　厚朴　附子　乌药各五钱　龟板三钱　飞滑石四两

生姜　韭白　葱白　榆白　桃枝各四两　大蒜头　杨柳枝　槐枝　桑枝各八两　苍耳草　益母草　诸葛菜　车前草　马齿苋　黄花地丁鲜者各一斤　凤仙草全株干者用二两　九节菖蒲　花椒　白芥子各一两　皂角　赤小豆各二两

两共用油三十斤分熬丹收，再入铅粉炒，一两，提净松香八两，金陀僧、生石膏各四两，陈壁土、明矾、轻粉各二两，官桂、木香各一两，牛胶四两，酒蒸化

如外症拔毒收水，可加黄蜡和用。又，龙骨、牡蛎皆收水，亦可酌用。孕妇忌贴。

一水停不散，分上中下贴。

一怔忡，贴心口。

一干呕，用生姜、半夏擦胸口，贴。

一痞满而痛，贴痛处，及掺半夏、黄连末贴。

一痰饮，掺控涎丹贴胃口。

一水气喘咳，贴胃口。

一水结胸，生姜擦胸口贴。

一阳黄疸，贴胸口。

一阳水满肿，贴心脐。

—热胀，贴胸脐。

—小便黄赤，贴胸脐及脐下。

—少腹满结，贴少腹。

—尿涩不行，用黄芩、车前、木通、黑栀等煎洗脐下，贴。

—热淋，掺硝石末贴脐下，参用清阳、金仙二膏贴胸脐。

—大便溏泄，贴脐上，参用金仙膏。

—便秘不通，贴脐上及脐两旁，即天枢穴也。或掺芒硝贴。

—肠痔，贴脐上，参用清阳膏贴肛门口。

—肩背肢节痛，贴背心及痛处。

—脚气肿痛，贴脐上，用苍柏散敷。冲心者，用瓜槟榔、大黄、食盐炒熨脐上并缚，或调敷。

—妇人带下由湿热者，贴脐上脐下。

## 催　生　符（略）

## 安　胎　符（略）

# 《中医经典文库》书目

## 一、基础篇

《内经知要》
《难经本义》
《伤寒贯珠集》
《伤寒来苏集》
《伤寒明理论》
《类证活人书》
《经方实验录》
《金匮要略心典》
《金匮方论衍义》
《温热经纬》
《温疫论》
《时病论》
《疫疹一得》
《伤寒温疫条辨》
《广温疫论》
《六因条辨》
《随息居重订霍乱论》
《濒湖脉学》
《诊家正眼》
《脉经》
《四诊抉微》
《察舌辨症新法》
《三指禅》
《脉贯》
《苍生司命》
《金匮要略广注》
《古今名医汇粹》
《医法圆通》

## 二、方药篇

《珍珠囊》
《珍珠囊补遗药性赋》
《本草备要》
《神农本草经》
《雷公炮炙论》
《本草纲目拾遗》
《汤液本草》
《本草经集注》
《药性赋白话解》
《药性歌括四百味》
《医方集解》
《汤头歌诀》
《济生方》
《医方考》
《世医得效方》
《串雅全书》
《肘后备急方》
《太平惠民和剂局方》
《普济本事方》
《古今名医方论》
《绛雪园古方选注》
《太医院秘藏丸散膏丹方剂》
《明清验方三百种》
《本草崇原》
《经方例释》
《经验良方全集》
《本经逢原》
《得配本草》
《鲁府禁方》
《雷公炮制药性解》
《本草新编》
《成方便读》
《药鉴》
《本草求真》
《医方选要》

## 三、临床篇

《脾胃论》
《血证论》
《素问玄机原病式》
《黄帝素问宣明论方》
《兰室秘藏》
《金匮翼》
《内外伤辨惑论》
《傅青主男科》
《症因脉治》
《理虚元鉴》
《医醇賸义》
《中风斠诠》
《阴证略例》
《素问病机气宜保命集》
《金匮钩玄》
《张聿青医案》
《洞天奥旨》
《外科精要》
《外科正宗》
《外科证治全生集》
《外治寿世方》
《外科选要》
《疡科心得集》
《伤科补要》
《刘涓子鬼遗方》
《外科理例》
《绛雪丹书》

《理瀹骈文》
《正体类要》
《仙授理伤续断方》
《妇人大全良方》
《济阴纲目》
《女科要旨》
《妇科玉尺》
《傅青主女科》
《陈素庵妇科补解》
《女科百问》
《女科经纶》
《小儿药证直诀》
《幼科发挥》
《幼科释谜》
《幼幼集成》
《颅囟经》
《活幼心书》
《审视瑶函》
《银海精微》
《秘传眼科龙木论》
《重楼玉钥》
《针灸大成》
《子午流注针经》
《针灸聚英》
《针灸甲乙经》
《证治针经》
《勉学堂针灸集成》
《厘正按摩要术》
《饮膳正要》
《遵生八笺》
《老老恒言》
《明医指掌》
《医学从众录》
《读医随笔》
《医灯续焰》
《急救广生集》

## 四、医论医话医案

《格致余论》
《临证指南医案》
《医学读书记》
《寓意草》
《医旨绪余》
《清代名医医案精华》
《局方发挥》
《医贯》
《医学源流论》
《古今医案按》
《医学真传》
《医经溯洄集》
《冷庐医话》
《西溪书屋夜话录》
《医学正传》
《三因极一病证方论》
《脉因证治》
《类证治裁》
《医碥》
《儒门事亲》
《卫生宝鉴》
《王孟英医案》
《齐氏医案》
《清代秘本医书四种》
《删补颐生微论》
《医理真传》
《王九峰医案》
《吴鞠通医案》
《柳选四家医案》

## 五、综合篇

《医学启源》
《医宗必读》
《医门法律》
《丹溪心法》
《秘传证治要诀及类方》
《万病回春》
《石室秘录》
《先醒斋医学广笔记》
《辨证录》
《兰台轨范》
《洁古家珍》
《此事难知》
《证治汇补》
《医林改错》
《古今医鉴》
《医学心悟》
《医学三字经》
《明医杂著》
《奉时旨要》
《医学答问》
《医学三信篇》
《医学研悦》
《医宗说约》
《不居集》
《吴中珍本医籍四种》